Susanne Bäumer

Raus aus dem **GESTRÜPP**

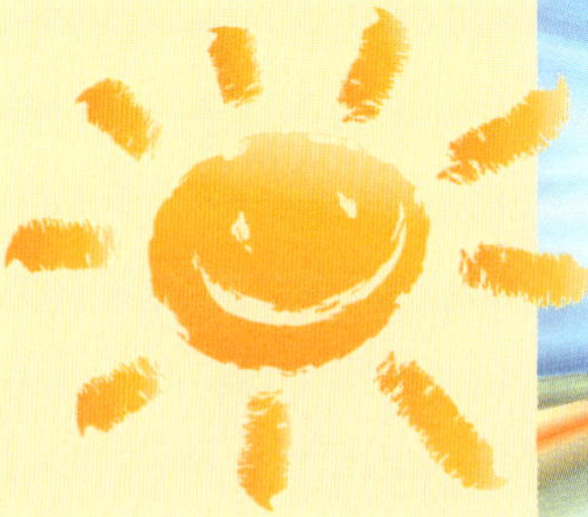

KOHA KOMPAKT

Susanne Bäumer

Raus aus dem GESTRÜPP

Anleitung für eine gesunde Psyche

Wär nicht das Auge sonnenhaft,
die Sonne könnt es nie erblicken.
Läg nicht in uns des Gottes eigene Kraft,
wie könnt uns Göttliches entzücken.

Johann Wolfgang von Goethe

Inhalt

Einführung

»Raus aus dem Gestrüpp« bedeutet nicht nur ein Raus aus der Depression, aus dem Unglücklichsein, aus der Selbstunsicherheit – es zielt darauf, dass du dich erinnerst, wer du wirklich bist. Erwache aus dem Schlaf deines oft oberflächlichen Bewusstseins! Mit dem Wachwerden meine ich das Erinnern, dass du mit allem, was ist, *eins* bist.

Heute können wir uns selbst von den meisten unserer seelischen Probleme befreien und heilen. Wir wissen, aus welchen Grundbausteinen unser psychisches Leiden besteht, welche Gesetze sie stabilisieren und wie wir sie nutzbringend für unsere Gesundheit und unser Glück verändern können.

In diesem Buch vermittle ich dir die – in meinen Augen wichtigsten – Grundlagen zum Verstehen deiner leidvollen Muster, und ich erinnere dich an deine wunderschöne Göttlichkeit. Die Kenntnis der Grundlagen ermöglicht es dir, dein Denken, Fühlen und Verhalten zu verändern. Die Erinnerung an dein wahres Selbst und an deine ureigene Schöpferkraft schenkt dir das Vertrauen, dass dein Gesunden und Erwachen passieren können.

Persönliches

Meine persönliche Entwicklung wird nie enden. Wenn ich aber heute auf meine bisherige Reise zu mir zurückschaue, weiß ich, warum ich mich so viele Jahre unglücklich fühlte und ich mich und andere so lieblos behandeln konnte.

Ich begann schon in frühster Kindheit, aus meinen Erfahrungen in meiner nächsten Umgebung ein Bild über mich, über die anderen und die Welt zu stricken. Da ich die anderen und die Welt als getrennt von mir wahrnahm – so hatte ich es zu Hause gelernt –, lernte ich schon früh, *richtig* und *falsch, intelligent* und *dumm, gut* und *schlecht* zu unterscheiden. Unbewusst hatte ich mich für das Falschsein entschieden. In der Folge verhielt ich mich passenderweise zögerlich und ängstlich; ich fühlte und dachte mich minderwertig, was meine Wahrnehmung von mir und den anderen bestätigte.

Heute bezeichne ich mein Konstrukt (mein Schöpfungsprodukt) als »Gestrüpp«. In diesem selbst gestrickten Wahrnehmungskorridor fühlte ich mich zu Hause und richtete mich in meiner Komfortzone ein. Ich produzierte bekannte Störungsmuster wie Depressionen, Ängste und Erschöpfung. Diese formten sich im Laufe der Zeit zu einer Gewohnheit. Und Routinen bestehen aus Systemen von Verhaltensmustern, die sich aufrechterhalten wollen.

Diese Dynamik betrifft alles Verhalten – auch Krankheiten und Gesundheit. Habe ich mich erst einmal in einem System eingerichtet, zum Beispiel krank, unglücklich oder ein Außenseiter zu sein, halte ich – zusammen mit meiner Umwelt, die ich ja in Wirklichkeit auch bin und beeinflusse – dieses Konstrukt aufrecht.

Für mich ist es fatal, wie heimtückisch dies unbewusst funktioniert, ohne dass ich bemerke, dass wir dies zusammen als eine Verschachtelung von ineinandergreifenden Systemen herstellen. Mein Geist ist Schöpfer meiner Wirklichkeit.

Allein meine große Sehnsucht nach Gesundheit und Zugehörigkeit kreierte mir einen Weg heraus aus meinem »Gestrüpp«. Als ob ein großer Herzenswunsch die Kraft beinhaltet, mir einen Weg zu etwas Neuem zu erschaffen. Ich fand auf meinen Wegen Erkenntnisse und Maßnahmen für mehr innere und äußere Gesundheit. Die für mich wichtigsten Wissensbausteine stelle ich dir in diesem Ratgeberbuch vor.

Beflügelt durch mehr Freude und Wissen ließ ich nicht locker und erwachte schließlich in der neuen Erfahrung des »Ich bin alles«. Ich fühlte mich überwältigt von dieser neuen Ebene des Bewusstseins. Ich bin also das Bekannte und das Fremde, das Gesunde und das Kranke auf der Welt – und alles, was ich scheinbar vorfinde. Auch Du und Es.
Ich weiß heute, dass wir aus demselben »Stoffballen«, aus demselben Stoff geformt sind. Ohne Ausnahme. Weiter erkenne ich, dass jedem Einzelnen von uns noch unzählbar mehr intelligentes Potenzial zur Verfügung steht, das darauf wartet, von uns »in-formiert« zu werden. Ein unendliches Brachland, aus dem alles Neue gebaut werden kann.
Meiner Meinung nach haben wir alles, was »ist«, hergestellt. Unsere Fantasie erklärt sich das Universum. Es gibt kein Untersuchungsergebnis ohne den Beobachter. Unsere Logik und unsere Erfahrung reichen nicht aus, um diese Wahrheit zu begreifen. Wir alle zusammen »stricken« uns unsere Welt, die sich aus Milliarden von Einzel-Weltvorstellungen zusammensetzt, die sich in jeder Sekunde wandeln. Ähnlich einem Megatraumbild, das nie richtig zu erfassen und zu verstehen ist. Es bleibt immer bloß eine Annäherung an das

Eigentliche. Sobald ich konkret um mich herumschaue, sehe ich, wie alles zusammenhängt und ein Lebensfeld bildet. Es verändert sich unaufhörlich im Zusammenspiel des Ganzen. Wenn ich mich an diese Wahrheit erinnere, erkenne ich mein »Gestrüpp« und das des anderen. Ich erkenne manchmal mit Entsetzen und manchmal mit Lachen, wie klein ich und du uns machen. Wie eng wir unsere »Puppenstuben« bauen, die wir für die große Wahrheit und Wirklichkeit halten. Es ist für mich sogar »gesund«, wenn ich mich in meiner Puppenstube unglücklich fühle und schmerzvolle Symptome entwickele.

Ich möchte dich mit diesem Buch darin ermutigen und unterstützen, dir deiner verklebten Komfortzone bewusst zu werden und sie zu verlassen. Wäre es nicht schön, wenn du die Liebe und Kraft der Schöpfung in dir wiederfindest? Dafür ist es nötig, dass du eine tiefe Sehnsucht nach dem Nachhausekommen spürst. Weiter brauchst du eine gezielte Ausrichtung auf dein Ziel und neue Verhaltensentscheidungen. Es gibt keinen Feind, keine Krankheit, die bekämpft werden müssen, es gibt nur eine neue Ausrichtung, die gelebt werden will.
Ich selbst bin dankbar für jeden Schmerz und jede Erkenntnis, die ich auf meinem Weg erfuhr. Ich habe mir das Versprechen gegeben, dass ich alles, was mir möglich ist, dazu beitrage, um unsere Welt in eine gesunde Richtung zu bringen.

An dieser Stelle möchte ich dich noch darauf hinweisen, dass dieses Buch kein Ersatz für eine Psychotherapie oder eine

Heilungsarbeit in Seminaren darstellt. Es soll dir die Basisbausteine zum Verstehen von psychischem Leid vermitteln, und die hier zusammengestellten praktischen Anwendungen können dir als nützlichen Einstieg für deine Gesundung und spirituelle Bewusstseinsentwicklung dienen.

Ich empfehle dir, ein richtig schönes Arbeitsheft zu besorgen und deine wichtigen Gedanken und Beobachtungen während der Lektüre dieses Buchs einzutragen. (Auf den leeren bzw. linierten Seiten dieses Buches findest du gegebenenfalls ebenso ein wenig Platz dafür.) Notiere auch deine Antworten auf meine Fragen und Aufgaben. Diese Arbeit wird sich für deine Gesundung und Entwicklung lohnen.

Eine Frage an dich

Beim Lesen dieser Zeilen sitzt, liegst oder stehst du gerade irgendwo, hast deine inneren »Lauscher« aufgemacht, um zu erfahren, ob dich dieses Buch interessieren könnte. In diesem Moment bist du ganz offen und verbunden mit dem, was du tust.
Ich frage dich: »Hast du jetzt gerade dein Problem?« Das Problem, weswegen du auf der Suche nach Antworten und Anregungen bist, damit es dir endlich gut geht, du gesund und glücklich dein Leben genießen kannst?
Höchstwahrscheinlich nicht. Wo aber befindet sich dann zurzeit dein Leid?

Dein Gesellenstück

Das sage ich dir gerne, wo dein Leid auf dich wartet: Es klebt an deinen freudlosen Gedanken, die zusammen mit deinen traurigen, wütenden, enttäuschten und ängstlichen Gefühlen einen konditionierten schleimigen Klumpen gebildet haben. Dieses Etwas ist dein eigenes Schöpfungsprodukt. Es kommt nicht von außen. Es ist dein persönliches »Gesellenstück« aus deinen noch nicht verstandenen und noch nicht in Weisheit verwandelten vergangenen Erlebnissen.

Jedes Mal, wenn du entweder wegen des hormonellen Rhythmus deines Prämenstruellen Syndroms, aus Frust, aus schlechter körperlicher Verfassung, Schlafmangel, Erschöpfung oder einem zu glücklichen Tag diese automatischen Gedanken-Gefühle aus deinem Lagerraum holst und ihnen von Neuem mit deiner Aufmerksamkeit Leben einhauchst, reagieren sie mit einer Eigendynamik. Da du dich schlecht fühlst, hältst du diese wirksamen Zustände in dir für deine Wahrheit und Wirklichkeit. Vielleicht kippst du sogar in eine problemvolle Teilpersönlichkeit, fühlst dich plötzlich innerlich erstarrt und eingefroren und reagierst passiv-aggressiv oder redest hysterisch-dramatisch auf dein Gegenüber ein, ohne dass dich vernünftige Worte beruhigen könnten. Im Zustand dieser unglücklichen Teilpersönlichkeit sehen wir Menschen auch anders aus. Auch verhalten wir uns eher verletzend – entweder uns selbst oder anderen gegenüber. Bestimmt kennst du dies bei dir und bei anderen.

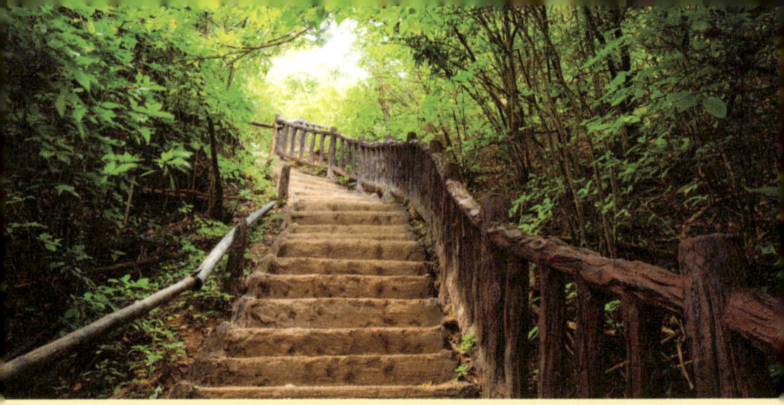

Bevor ich fortfahre, halte bitte kurz inne, so wie ich es gerade tue ... Lege deine Aufmerksamkeit auf deine Atmung ..., atme bewusst ein, um dann langsam länger auszuatmen ... Werde dir deiner selbst bewusst, indem du nach innen gehst, deine Augen schließt oder leicht offen hältst ..., begleite deinen Atem bis hinunter zu deinen Füßen ... Lass alle Spannungen in deinen Muskeln abfließen ...
Jetzt nimm wahr, wie dein Körper deinen Geist umhüllt ..., und spüre diesen Moment deines Freiseins von allem ganz bewusst. In diesem Augenblick gibt es nur dich als ein klares »Ich bin«. Gedanken und Gefühle machen jetzt Platz für dein reines »Gewahrsein«. Hier nimmst du alles, was ist, gleichermaßen wahr.

Diese spirituelle Praxis nenne ich »**INNEHALTEN**«. Dieses **INNEHALTEN** bedeutet mir sehr viel. Es ist meine **GOLD-ÜBUNG** für dich. Sie ist als deine tägliche Praxis gedacht, um dich mit deinem wahren Kern zu verbinden und den reißenden Fluss deiner Alltagsgeschäftigkeit immer wieder anzuhalten.

Das **INNEHALTEN** hilft dir, wann immer du es möchtest oder brauchst, aus der Unbewusstheit deiner Gewohnheiten, deinem Gestrüpp, aufzutauchen und bewusst zu werden. Dadurch kannst du zu erkennen lernen, dass du weder deine Gedanken noch deine Gefühle bist. Du hast sie in deinem Leben irgendwann einmal kreiert. Seitdem warten sie – bildlich gesprochen – draußen auf dem großen Platz. Sie warten darauf, dass du in deinem Zimmer das Fenster öffnest, sie in deinen Kopf nimmst und ihnen mit deiner Aufmerksamkeit dein Leben schenkst. Dort lauern helle, freudige Gedanken wie: »Ich bin gut. Ich werde geliebt. Ich gehöre dazu.« Und es lauern dunkle Gedanken wie: »Ich bin schuldig. Ich habe versagt. Ich habe alles falsch gemacht«, und viele andere alte Gedanken von dir. Alle wollen nur eines: deine Aufmerksamkeit. Welche stehen bei dir ganz vorne in der ersten Reihe? Welche sind wohlgenährt und drängelnd? Welche werden von dir übersehen?

Entscheidend ist es, zu erkennen, dass du sie aktiv in dich hineinziehst und an ihnen festhältst und ... auch noch recht haben möchtest.

Bitte wende diese Übung an, sooft es dir möglich ist. Mit der Zeit wirst du merken, dass du in deinem Alltag ruhiger wirst, und wenn du weiterübst, dass deine Gedanken und Gefühle nicht mehr so penetrant an dir kleben können. Du kannst das Fenster schließen und innehalten, wann immer du es möchtest. Vielleicht jetzt.

Dein Gestrüpp

Dieses Konstrukt aus Gedanken und Gefühlen, das ganze Paket deiner Gedanken über dich, (Opfer-)Geschichten, Selbstkonzepte und Teilpersönlichkeiten, bezeichne ich als »Gestrüpp«. Wie in einem wirklichen Gestrüpp verheddern wir uns schnell in ihm. Im Garten fällt es meist als vertrocknet oder durchzogen von Unkraut auf. Meiner Meinung nach passen »vertrocknet« und »Unkraut« sehr gut als Vergleich. Es ist alt, leblos und stört. Ähnlich wie Plastikabfall im Ozean. Es vergiftet und erstickt deine wahre Lebensfreude und Kreativität.

Entstanden ist dieses Gestrüpp in den ersten Jahren deines Lebens, in denen du in Situationen mit anderen warst, die dich überfordert und/oder verletzt haben. Diese Situationen konntest du noch nicht verstehen oder in ihnen gesund reagieren. Deine Gefühle kontrahierten nach innen, und es tauchten negative Gedanken über den anderen und über dich auf, die nicht geklärt und aufgelöst worden sind. Von da an reagiertest du immer wieder in Problemsituationen ähnlich, und du erschufst dir dein Gestrüpp und deine Teilpersönlichkeiten. Das wirklich Entscheidende dabei ist, dass du diese Muster unbewusst hergestellt hast und bis heute unbewusst fortsetzt. Da du superschnell Gewohnheiten bildest, reagierst du nur noch wie eine konditionierte Marionette, anstatt diese alten Muster aufzulösen, um wieder lebendig, kreativ und liebend zu reagieren.

Dein Meisterstück

Das Ziel dieses Buches ist es, dass du dein Gestrüpp kennenlernst, es verstehst und in die Heilung bringst. Johann Wolfgang von Goethe sagte einmal: »Stolpern fördert.« Für mich zeigt dieser Gedanke auf die Bedeutung von »Leiden«: Du kannst es als dein Pflanzgitter nehmen und über das Aufarbeiten deiner Probleme Bewusstsein entwickeln. Dadurch wird dein wahres, göttliches Selbst immer mehr zutage gefördert. Das Gestrüpp hatte die Sicht auf dein wahrhaftiges Sein versperrt. Du bist nicht deine Gedanken. Das Aufwachen deines Bewusstseins ist dein Meisterstück. Und damit wird dein Problem zu deinem Glück.

Der Mensch wird als Mensch geboren. Zum wirklichen Menschen muss er sich aber erst eigenhändig entwickeln. Pflanzen und Tiere kommen schon mit Vollausstattung auf die Welt. Ihre Programme steuern sie sicher, sodass ihr Leben in vertrauten Bahnen verlaufen kann. Wir Menschen besitzen auch eine vorinstallierte Hardware, aber die mitgebrachten und geprägten Programme reichen gerade zum Überleben. Um an unser wahres und unermessliches Potenzial zu kommen, ist es notwendig, viele Situationen kennenzulernen, viel zu stolpern und wieder aufzustehen. Mit jeder neuen Erfahrung entwickeln wir mehr Bewusstsein. Stufe um Stufe, um eines Tages wirklich zum wahren Menschen zu werden, der sich mit allem, was ist, *eins* fühlt und zum gesunden Erhalt von allem beiträgt. Das gierige Ego macht Platz für ein in Liebe verbundenes intelligentes Miteinander zum Wohle der Schöpfung.

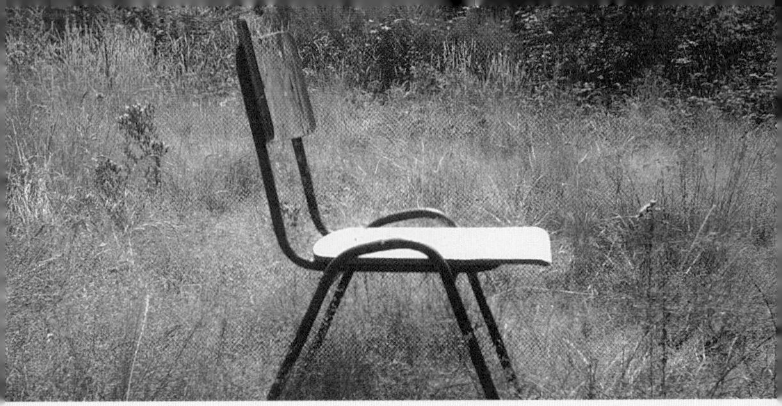

INNEHALTEN

Dies ist ein ausgezeichneter Moment, um das Innehalten hier und jetzt erneut zu praktizieren. Bitte lenke deine Aufmerksamkeit zu dir, atme bewusst bis in den Bauch ein ... und atme langsam länger aus, als du eingeatmet hast.
Lass alle Spannungen in dir abfließen oder schmelzen ..., werde dir deiner bewusst ... Deine Augen kannst du schließen oder leicht offen halten ... Jetzt nimm wahr, wie dein Körper deinen Geist umhüllt ..., und nimm diesen Moment deines Freiseins von allem ganz bewusst wahr. In diesem Augenblick gibt es nur dich als ein klares »Ich bin«. Gedanken und Gefühle machen in diesem Moment Platz für dein reines »Sein«.

Wenn du die Übung täglich anwendest, machst du einen großen Sprung in deiner Entwicklung. Es kommt darauf an, etwas zu praktizieren, das dich bewusst werden lässt. Mache einen Unterschied, der einen Unterschied in deinem Leben macht. Schaffe Nachhaltigkeit durch tägliche Praxis. Übe, übe, übe.

Wissensbausteine

Die von mir ausgewählten Wissensbausteine werden in verständlicher Kurzform vorgestellt. Damit bleibt mir genug Platz, dir die Dinge mitzuteilen, die mir wirklich am Herzen liegen.
Die Begriffe aus den Bausteinen kannst du im Internet an vielen Stellen ausführlich nachlesen.
Ich werde dich in diesem Buch immer wieder an das Innehalten erinnern. Zwei für mich und dich wichtige Fragen werde ich dir ebenfalls wiederholt stellen, damit du anfängst, dich für die tiefere Wirklichkeit zu öffnen. Meine Fragen an dich lauten:

> *»Wer bist du – wirklich?«*
> Und: *»Warum bist du hier?«*

Einen Hinweis gebe ich dir: Sobald herkömmliche Antworten in dir hochkommen, zum Beispiel: »Ich bin eine Frau, eine Mutter, eine Studentin, liebe das Wandern und Yoga«, oder: »Ich bin ein Mann, heiße Josua, fahre gerne Fahrrad und spiele Fußball ...«, dann lass all diese Qualitäten, die mit deiner menschlichen Identität verbunden sind, fallen und frage dich erneut, wer du wirklich bist, wenn du alles loslässt, was an deine Person hier geknüpft ist.
Indem ich dir diese Frage immer unverhofft zwischendurch stelle, wird in dir ein Kanal freigeschaufelt, der über dein konditioniertes Alltagsbewusstsein verschüttet worden ist.

Wer bist du – wirklich?

Und: Warum bist du hier?

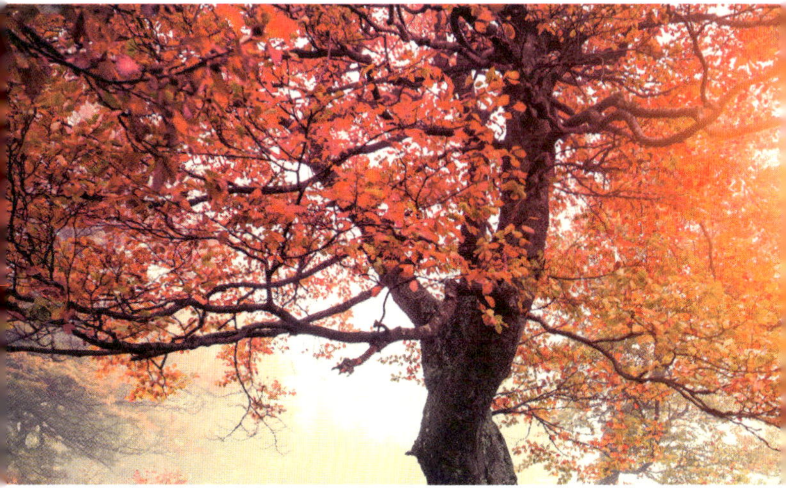

Energiemodell

Wissensbaustein Eins

Theorie

Drei Gesetze beeinflussen maßgeblich unser Leben – und sie beeinflussen unser Leben jeden Tag, beeinflussen es immer schon und immer weiter. Wenn du sie verstehst und jetzt bewusst für dein Leben anwendest, dann verändert sich alles in deinem Leben, und zwar in deinem Sinne.

Das erste Gesetz lautet:

Alles ist Energie.

Das zweite Gesetz lautet:

Energie folgt der Aufmerksamkeit.
Das, worauf du deine Aufmerksamkeit richtest, verstärkt sich.

Das dritte Gesetz lautet:

Gleiches zieht Gleiches an.
(Gesetz der Resonanz und Anziehung.)

Durch die neuesten Erkenntnisse aus der Quantenphysik, der Quantenbiologie und der Epigenetik (Spezialgebiet der Biologie, das die inneren und äußeren Einflüsse auf die Genetik erforscht) wird immer deutlicher belegt, dass es die Kraft unserer tiefen Überzeugungsmuster ist, die uns zu dem werden lässt, was wir zu sein glauben. Ganz in dem Sinne: »Pass auf, was du denkst, denn es könnte wahr werden.«

Die Energie eines Atoms besteht aus den gleichen Kraftfeldern, wie wir sie auch mit den Gedanken unseres Gehirns und mit den Gefühlen und Überzeugungen unseres Herzens entstehen lassen. Und der geistige Vorgang des Denkens spiegelt sich entsprechend in zahlreichen elektrischen Vorgängen, gleich Schwingungen im Gehirn. Nach dem Gesetz der Resonanz (resonieren = zurückklingen) ziehen Schwingungen dann gleich schwingende Dinge an, um sich so zu realisieren.

Deshalb ist es wichtig, dass du deinen Körper als ein geistiges Wesen entdecken lernst, dessen Zustand sich durch Gedanken, Worte und Bilder ändern lässt.

Einstein kam zu der Erkenntnis, dass es ein Quantenfeld gibt, das alles mit allem ohne Ausnahme verbindet. Dieses energetische Feld, das wie ein dicht gewobenes Netz zu funktionieren scheint, stellt eine Brücke zwischen der inneren und äußeren Welt dar und ermöglicht es uns Menschen, bewusst oder unbewusst, mit allem und jedem in Verbindung zu sein. Entfernung und Zeit spielen dabei keine Rolle. Unsere Gedanken brauchen, um sich in der Welt materiell zu verwirklichen, eine klare Ausrichtung, starke Gefühle der Überzeugung und Wiederholung. Das, was ich über mich selbst denke, bestimmt mein Erleben, und damit spiegelt die äußere Welt immer mein inneres Bewusstsein.

Raum für Notizen

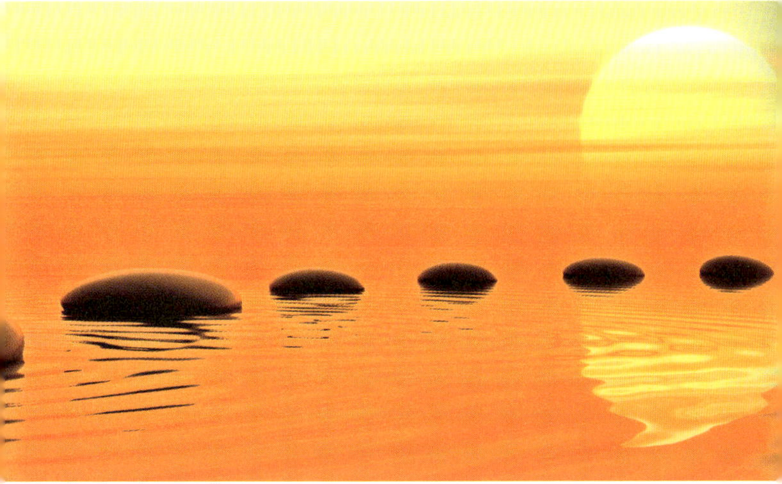

Schwingungsmodell

Wissensbaustein Zwei

Theorie

Verschiedene Gefühle und Gedanken schwingen unterschiedlich in unserem Körper. Niedrig schwingende Zustände ziehen also Niedrigschwingendes an. Und umgekehrt. Wir kennen dies, wenn wir verliebt oder wütend sind. Im ersten Fall sehen wir alles rosarot, und wir ziehen Erfreuliches an. Im zweiten Fall empfinden wir Ärger und geraten in stressige Situationen. Da sich jedes System – und Gedanken, Gefühle und Verhaltensmuster sind Programmsysteme – selbst erhalten will, ist es notwendig, zu wissen, dass man gerade im Gestrüpp ist und wie man da rauskommt.

INNEHALTEN

Und damit ist es wieder Zeit, innezuhalten ..., einzuatmen ..., tiefer auszuatmen ...
Die Füße und den Körper spüren ..., alle Gedanken ziehen lassen ..., die Gefühle schmelzen lassen ...
Werde dir deines wirklichen Seins bewusst ... Deines Seins, jenseits deiner Gedanken und Gefühle ... Wer bist du – wirklich? Warum bist du hier?
Du kannst jetzt zu einem Spiegel gehen und dich langsam deinem Bild im Spiegel nähern ... Gehe ganz nah heran. Schau dich an. Wer bist du? Wer ist es, der oder die da gerade schaut? Weite deine Augen ..., schaue noch einmal ..., schaue jenseits deiner Gedanken über Qualitäten wie »jung« oder »alt«, »schön« oder nicht ... Und – falls du magst – lächle.

Raum für Notizen

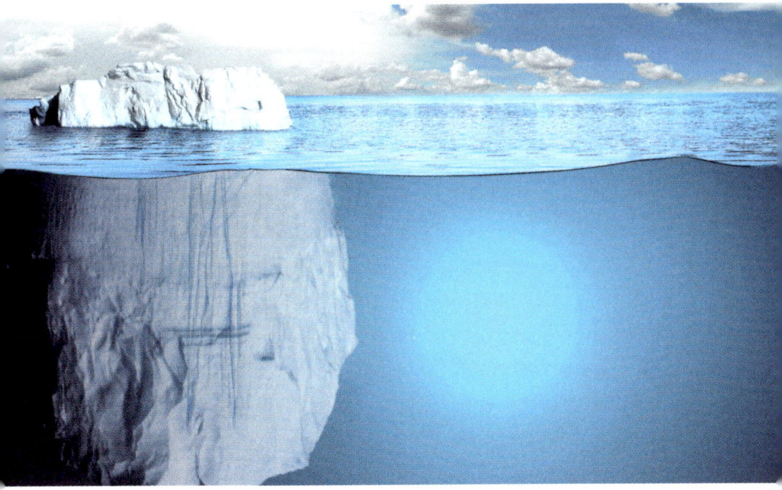

Gewohnheiten

Wissensbaustein Drei

Theorie

Gewohnheiten zu verändern, ist eine notwendige Voraussetzung, um aus deiner Problemwelt herauszukommen. Diese in den Griff zu bekommen, fordert deine ganze Aufmerksamkeit, Disziplin und Geduld. Ähnlich einer essgestörten Person, die versucht, von ihren Fressanfällen auf ein gesundes Essverhalten umzusteigen.

Sobald du in einer Situation ein bestimmtes Verhalten zeigst, zum Beispiel wenn du am Morgen den Wecker nach dem Alarmsignal auf »Schlummern« stellst, um noch einige Minuten weiterzuschlafen, läufst du Gefahr, dich auch am nächsten Morgen weiter am Bett festzuklammern, anstatt schon beim ersten Weckruf aufzustehen, um genug Zeit für eine Dusche und ein entspanntes Frühstück zu haben. Durch das häufige Wiederholen entstehen im Gehirn neuronale Autobahnen, die bevorzugt befahren werden. Immer öfter am Tag schaltest du dein Bewusstsein runter und überlässt deinen Gewohnheiten das Steuer über dein Leben. Wir Menschen lieben es, unseren Alltag mit Gewohnheiten zu füllen und unser Bewusstsein dabei runterzufahren. Da alles im Überfluss da ist, werden wir träge und verpassen unsere Möglichkeiten, zu wachsen und zu gesunden.

• **Frage:**

Überlege doch einmal selbst, welchen Gewohnheiten du am Tag nachgehst und wie oft du dabei unbewusst bist.
Zu welchen Gewohnheiten neigst du, wenn es dir schlecht geht? Essen, grübeln, fernsehen, Internet surfen ...?
Welche Verhaltensweisen zeigst du immer wieder? Welche Gewohnheiten knüpfst du an dein Mobiltelefon? Bestimmst du über dein Handy, oder bestimmt es über dich?
Wo blockierst du dich aus Gewohnheit? Und sagst: »Ich will nicht. Ich kann nicht. Ich weiß nicht.«
Wo bist du stur aus Gewohnheit? »Nein, Verantwortung übernehme ich nicht.« – »Nein, Sport mache ich nicht.«
Beobachte dich vier Wochen lang und schreibe deine Erkenntnisse in dein Arbeitsheft.

Innehalten, Nachdenken und Aufschreiben helfen dir dabei, aufmerksam und bewusster zu werden. Dennoch sind Gewohnheiten oft nützlich und energiesparend, zum Beispiel wenn du dir regelmäßiges Laufen oder die gründliche Reinigung deiner Zahnzwischenräume angewöhnt hast. Handelt es sich aber um selbstschädigendes Verhalten, das dich depressiv und unglücklich werden lässt, dann ist absoluter Handlungsbedarf angezeigt.
Es lohnt sich, dass du anfängst, dich für dich zu interessieren. Du bist wichtig. Lerne dich kennen und du wirst vieles verstehen, warum dein Leben ist, wie es bisher ist, und wie du es verändern kannst, damit du lebendig und gesund bist.

INNEHALTEN

Wie ging das doch gleich noch mal mit dem **INNEHALTEN***?*
Stopp, einatmen ..., länger ausatmen ..., Körper fühlen ..., Füße auf dem Boden spüren ..., Gedanken loslassen und Gefühle schmelzen lassen ..., nur da sein.
Reines Gewahrsein ... Atmen ...

Wer bist du?
Wer bist du wirklich?

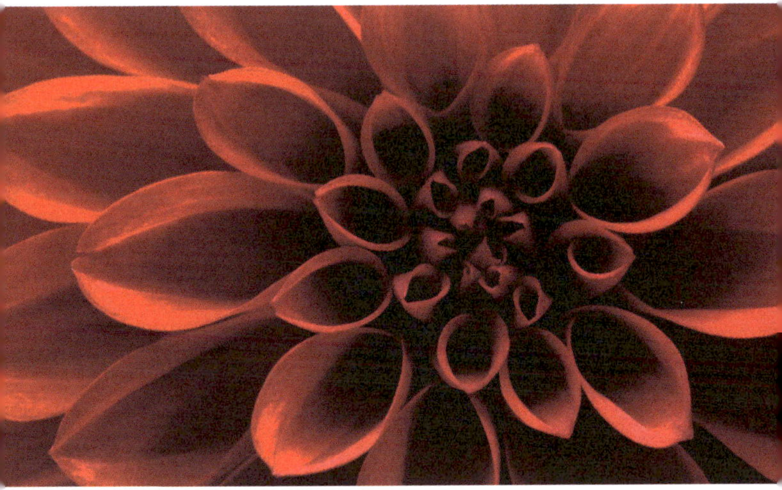

Gefühle

Wissensbaustein Vier

Theorie

Wir Menschen sind Meister im Fühlen. In jeder Sekunde unseres Lebens fühlen wir. Liebe, Lust, Wut, Angst, Trauer, Ekel, Schmerz und viele andere Gefühle durchfluten unsere Zellen. Diese Gefühle sind unsere Kreationen. Wir stellen sie her. Sie helfen uns, Spannungen abzubauen, Zustände auszudrücken, Beziehungen herzustellen, uns ab- oder einzugrenzen, uns beim Leben im sozialen Gefüge zu unterstützen. Im gesunden Fall bringen wir unser Gefühl angemessen in der entsprechenden Situation zum Ausdruck. Zum Beispiel zeigen wir Wut, wenn uns jemand angreift und in Gefahr bringt. Oder Liebe, wenn wir jemanden sehr lieb gewonnen haben.

• Frage:

Beobachte dich die nächsten Tage und spüre deinen Gefühlen nach. Werde dir deiner Gefühle bewusst.
Gelingt es dir überhaupt, deine Gefühle zu spüren und zu benennen?
Welche Gefühle erlebst du immer wieder?

Deine Gefühle kennenzulernen, ist absolute Voraussetzung zur Gesundung. Und: Du bist nicht deine Gefühle. Gefühle regulieren deine Energie als Lebewesen und heizen den

Schöpfungsprozess an. Was passiert aber, wenn wir unsere Gefühle nicht gebührend geäußert haben? Wir Menschen leiden alle unter alten Herzensbrüchen. Unter Herzensbrüchen versteht man Verletzungen, die wir durch das nachlässige Verhalten von für uns wichtigen Menschen erfahren haben. Sie wussten und konnten es nicht besser. In solchen Situationen brach für uns eine Welt zusammen: Wir reagierten geschockt, enttäuscht, entsetzt, überfordert, empfanden Wut, Zorn, Schuld, Trauer und Gefühle von Hilflosigkeit und tiefer Verzweiflung. Meistens schwiegen wir und zogen uns zurück. Wir verdrängten sie nach innen, wo sie sich in unseren Zellen ablagerten. Die Folgen können unterschwellige Traurigkeit oder Wut sein. Ebenso eine langsame Verhärtung unseres Fühlens. Auch Selbstaggressionen oder Fremdaggressionen. Der dauerhafte innere Schmerz greift in die gesunden Körperfunktionen ein und behindert sie, bis es zu körperlichen Symptomen kommt.

Ich selbst litt jahrelang unter Bauchkrämpfen und verschiedenen Entzündungsherden. Die zahlreichen Heilungsseminare, die ich besuchte, brachten mir die Erkenntnis, dass sich meine vergangenen Momente der Wut und Trauer nicht einfach im Laufe der Zeit aufgelöst hatten, sondern dass ich sie verdrängt weiter mit mir herumschleppte. Ich hatte diese Gefühle anderen und mir selbst gegenüber nie zum Ausdruck gebracht. Das aber wäre nötig gewesen, um sie zu befreien und loslassen zu können. Glücklicherweise zeigten mir diese Seminare, wie es auch nachträglich möglich ist, diese Emotionen auszudrücken und mit den entsprechenden

Menschen in Frieden zu kommen. Meine Bauchkrämpfe und Entzündungsherde lösten sich komplett auf.

Zwei Methoden zur Reinigung und Klärung negativer Gefühle möchte ich dir vorstellen und ans Herz legen:

Praktische Anwendung

Friedvolle Aussprache – Konflikte bereinigen – Geführte Meditation

Bitte wähle einen Menschen in deinem Leben, mit dem du noch eine ungeklärte Beziehung hast oder der deiner Meinung nach noch einen Teil deiner Energie bindet, zum Beispiel Eltern, Geschwister, Ex-Beziehungspartner, Freunde, Sternkinder, Abtreibungen, Unfallbeteiligte, ehemalige Lehrer etc. Zur Vorbereitung könntest du auf einem Blatt Papier folgende Aussagen ergänzen:

Ich fühle mich wütend, weil …
Ich fühle mich enttäuscht, weil …
Ich fühle mich verletzt, weil …
Ich fühle mich traurig, weil …
Ich fühle mich von dir verraten, weil …
Ich fühle mich von dir verlassen, weil …
Ich fühle mich von dir unverstanden, weil …
Ich habe noch nicht verstanden, warum … /dass …

Ich habe meine Vorwürfe an dich genutzt, damit ich .../
um nicht ...
Ich fühle mich unglücklich, weil ...
Ich habe mir von dir gewünscht, ...
Ich habe zu der Situation Folgendes beigetragen ...

Anleitung:

Du kannst diese Übung auf verschiedene Weise machen: Entweder nach Anleitung, wobei der Text dir vorgelesen wird oder vom Band läuft. Oder alleine, indem du dir ein Foto von der Person aufstellst, mit der du ein Problem verbindest, und deine Ansprache aussprichst.

Jetzt schaffe dir einen ruhigen Raum, in dem du eine Stunde ganz bei dir selbst und der folgenden Erfahrung sein kannst. Setze dich bequem und aufrecht hin. Atme einige Male bewusst langsam ein ... und länger aus ..., schließe sanft deine Augen ..., lass alle überflüssige Spannung aus deinem Körper abfließen ..., komme ganz in deinem Inneren an ...
Jetzt erzeuge in dir ein starkes Gefühl von Zuversicht, dass Probleme gelöst werden können, wenn du angemessen auf sie eingehst ... Wandle deine Zuversicht in eine kraftvolle Absicht, dass du mit dieser Aussprache in deinen Frieden kommen wirst. Sage laut: »Ich entscheide mich dafür, in den Frieden mit .... [Name der ausgewählten Person] zu kommen.«
Lass eine Theaterbühne vor dir auftauchen: Sie ist ungefähr 45 Grad nach unten abgesenkt, sodass du deine Augen et-

was nach unten richten musst ... Atme weiter ruhig ein und aus ...
Wenn du so weit bist, lade den Menschen ein, mit dem du dich aussprechen möchtest, auf der Bühne vor dir zu erscheinen ... Jetzt spüre in dir dein Herz und verbinde es mit dem Herzen des Menschen, der in angemessenem Abstand vor dir aufgetaucht ist ... Wie sieht deine Herzverbindung aus? ... Welche Form hat sie? Welche Farbe? Welche Beschaffenheit? ... Diese Verbindung hilft dir, aufrichtig aus deinem Herzen zu sprechen. Sie hilft dir auch, die richtigen Worte zu finden, die zu dem Weg der Heilung für euch beide werden ...
Schaue deinem Gegenüber in die Augen und sprich alles vernehmbar laut aus, was du sagen möchtest: deine Gefühle und Gedanken ..., deine Enttäuschungen ..., deinen Zorn ..., deine Wut ..., deinen Ärger ..., deine Traurigkeit ..., deine Anklagen ..., deinen Neid ..., deine Hilflosigkeit ... Sprich über sein (oder ihr) falsches Handeln ..., dein eigenes falsches Handeln – falls vorhanden.
Sprich über deine Liebe, deine Freude, deine Dankbarkeit, deine Sehnsucht ..., deine ehrlichen Gefühle und Gedanken diesem Menschen gegenüber ..., bis dir nichts mehr einfällt ...
Atme ruhig weiter, lass all deinen Schmerz, den Druck und die Aufregung von dir abfallen ... und genieße diesen Moment der Stille ...
Jetzt lade diesen Menschen ein, dir all das zu sagen, was er auf dem Herzen trägt ... Höre einfach, was bei deinem inneren Ohr ankommt. Höre seine Argumente und Begründungen für sein Verhalten, seine Motive, seine Gedanken und Gefühle ...

Atme ruhig und bleibe offen und sanft ... Jetzt finde in der Tiefe deines Herzens die Quelle deiner Liebe für Menschen und für alles, was auf der Welt ist ... Lass diese Liebe in dir aufsteigen ... Vielleicht fühlt sie sich wie ein warmer Strom von Licht und Liebe an, wie ein Gefühl tiefer Dankbarkeit und Freude, die sich in deinem Herzen ausbreiten und dich ganz warm erfüllen ...
Jetzt schau diesen Menschen an und lass deine Liebe über die Herzverbindung zu ihm fließen ... Nimm deine Gefühle wahr und sage laut: »Lieber/liebe ...., unsere Störungen und Missverständnisse und all die Dinge, die zwischen uns zu so viel Ärger, Verletzungen und Schmerz geführt haben, tun mir leid. Bitte verzeihe mir. Ich danke dir.« Und wenn es für dich passt, sage: »Ich liebe dich.«
Höre innerlich seine Antwort ...
Danke für diese Begegnung und ehrliche Aussprache. Verabschiede dich von deinem Gegenüber ..., schließe deine Augen, atme ruhig ein und länger aus ... und genieße deinen Frieden und die Stille ... Wenn für dich der Moment gekommen ist, öffne sanft deine Augen und bleibe mit deinem Herzraum noch eine Weile verbunden.

Drei Briefe oder mehr – Konflikte bereinigen – Schriftliche Aufgabe

Eine weitere Methode, um schmerzvolle Beziehungen mit nahestehenden Menschen zu klären, ist die Arbeit mit drei oder mehr Briefen.

In meiner Praxis staune ich immer wieder über diese berührenden Briefe und ihre heilende Wirkung auf die Menschen und ihr Umfeld. Einmal schrieb eine Frau ihrem ehemals geliebten Vater diese drei Briefe – ohne sie an ihn abzuschicken. Er hatte die Familie wegen einer anderen Frau verlassen, und die Klientin verbannte ihn im Alter von neun Jahren aus ihrem Herzen. Nachdem sie ihm den dritten Brief geschrieben hatte, ließ er ihr über ihren Onkel ausrichten, dass ihm alles, was geschehen war, leidtue und er sie unglaublich vermisse. Dies geschah, ohne dass er auch nur eine einzige Zeile von ihr gelesen hatte! Sie trafen sich, und er entschuldigte sich bei ihr.

In jeder Situation, in der du dich emotional verletzt fühltest, entstanden sofort unterschiedliche Gefühle in dir, wie Wut, Enttäuschung, Traurigkeit etc. Diese konntest du aus verschiedenen Gründen nicht ausreichend zum Ausdruck bringen. Die Gefühle sickerten langsam in die Verdrängung. In der Folge tauchte eine Störung zwischen dir und der anderen Person auf. Die Liebe wollte nicht mehr so richtig fließen, Urteile und negative Gedanken erschwerten entspannte Begegnungen, oder die Beziehung war seit der Verletzungssituation abgebrochen.
Mithilfe der Briefe kannst du jetzt nach und nach alle Schichten deiner Gefühle der Person gegenüber ausdrücken, ohne dass du die Briefe abschicken musst.

Anleitung:

1. Brief – Aussprechen deiner ursprünglichen Gefühle – ohne Verständnis

Allein wichtig in diesem ersten Brief ist das Aussprechen deiner Gefühle. Hierbei ist es geradezu erwünscht, dass du konzentriert alle deine ursprünglichen Gefühle dem Ansprechpartner benennst. Allerdings ohne rationale und psychologische Versuche, auch die Seite des anderen zu verstehen! Das würde den Heilungsprozess behindern. Wenn der Zahnarzt die Karies nicht vollständig entfernt, gibt es bald wieder Schmerzen.

Nachdem du den ersten Brief geschrieben hast, ist es sinnvoll, zwei Wochen verstreichen zu lassen, bevor du dich an deinen zweiten Brief setzt.

2. Brief – Aussprechen deiner Gefühle – mit ein wenig Verständnis

In diesem zweiten Schreiben ist es deine Aufgabe, erneut deine Gefühle und Gedanken aufrichtig mitzuteilen. Hier kannst du schon deine Wahrnehmung etwas erweitern und damit beginnen, auch die Umstände oder deinen Anteil an dem Konflikt (falls du damals kein Kind mehr warst) mit zu berücksichtigen und zu benennen.

Wieder warte zwei Wochen, bis du Brief Nummer drei formulierst.

3. Brief – Aussprechen deiner Gefühle und Gedanken – mit Verständnis der damaligen Lage

In diesem Brief schreibst du erneut über deine Gefühle im Zusammenhang mit der Ausgangssituation. Diesmal ist es nützlich, wenn du noch genauer die Situation von damals betrachtest. Die Umstände der jeweils Beteiligten, deren Probleme. Die positiven Absichten, Krankheiten, Notlagen, Zustände etc. Wie sah die Vorgeschichte des Themas aus? All das, was zur Aufarbeitung der vergangenen Erfahrung beiträgt.

In diesem Brief kannst du auch deine Wünsche und Bedürfnisse ausführen und deine augenblicklichen Gefühle mitteilen.

Durch diese Arbeit können alter Schmerz, harte Urteile und Bewertungen aufgeweicht werden und damit ins gesunde Fließen kommen. Häufig schmelzen zuerst Wut und Zorn weg, um der Traurigkeit die Tür zu öffnen, die ihrerseits den Weg zur Liebe frei macht. Diese Prozesse bringen viel Heilung in die Familien. Und Heilung bringt die ehemals verkrusteten Energien zurück ins Leben.

INNEHALTEN

Du ahnst es vielleicht schon: Es ist ein weiteres Mal Zeit, innezuhalten ..., mit deinem nächsten Einatmen deine Augen sanft zu schließen ..., länger auszuatmen ..., alle Spannungen aus deinem Körper abfließen zu lassen ..., deine Füße zu spüren ... und wahrzunehmen, wie sich deine Gedanken entfernen und auflösen.
Du atmest langsam weiter ..., bist einfach da ..., atmendes Leben ...
Stille und Leere ...

Wer bist du?
Wer bist du wirklich, wenn du an keinen Gedanken festhältst und keine Gefühle deine Wahrnehmung vernebeln?

Raum für Notizen

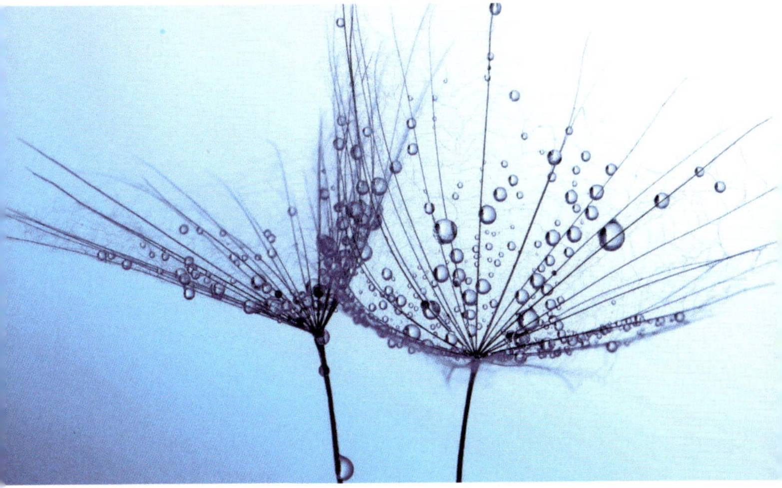

Gedanken

Wissensbaustein Fünf

Theorie

Das Unterbewusstsein hat die Tendenz, jeden Gedanken Wirklichkeit werden zu lassen. Es reagiert am stärksten auf Bilder – je lebendiger, desto besser. Es kann nicht zwischen Wirklichkeit und Vorstellung unterscheiden. Gedanken bestehen vorwiegend aus Bildern.

Das Prinzip, das hinter der Visualisierung steckt, ist das Prinzip der selbsterfüllenden Prophezeiung. Die meisten Menschen wenden unbewusst das Prinzip der Visualisierung zu ihrem eigenen Schaden an, wenn sie sich vorstellen, was alles schiefgehen könnte.

Von allen Ursachen und aufrechterhaltenden Faktoren, die du zum Verlassen deiner Problemmuster zu bewältigen hast, erweisen sich die negativen, kreisenden Gedanken als dein größtes Hindernis. Diese in den Griff zu bekommen, fordert die meiste Kraft, Aufmerksamkeit, Zeit, Disziplin und Geduld. Dinge, denen du deine gedankliche Aufmerksamkeit zukommen lässt, werden stärker. Wenn du zum Beispiel laufend daran denkst, ob dir der attraktive Typ von gestern Abend vielleicht doch eine SMS geschrieben hat , wird der Wunsch, aufs Smartphone zu schauen, immer mächtiger, bis du an nichts anderes mehr denken kannst und deinem Impuls folgst. Du lädst einem Gedanken allein durch deine Aufmerksamkeit so viel Energie auf, dass daraus ein Handlungsdruck entsteht, der befriedigt werden will.

Oder wenn du immer an ein konkretes Paar Schuhe denkst.

Durch das ständige Wiederholen entstehen im Gehirn neuronale Autobahnen, die bevorzugt und häufig befahren werden. Du verleihst deinen Gedanken damit eine Art Realität. Wenn du dagegen deine Gedanken auf etwas anderes richtest, ebbt dein Drang allmählich ab. Du kennst diesen Mechanismus aus Zeiten von Verliebtheit. Hattest du dich in jemanden verguckt, dachtest du fast unentwegt an die geliebte Person. Durch die permanente, positiv befeuerte Aufmerksamkeit erschien dir dieser Mensch zunehmend schöner und unwiderstehlicher. Und dein Liebeskummer immer größer. Dachtest du nicht mehr an ihn, schmolz seine in ihm gesehene Attraktivität und Wichtigkeit dahin wie Schnee in der Sonne.

Auch wenn dein Körper intelligent sein mag, vermag er nicht zwischen einer tatsächlichen Situation und einem Gedanken zu unterscheiden. Die Stimme in deinem Kopf erzählt Geschichten, an die dein Körper glaubt und auf die er hormonell reagiert. Diese Reaktionen erzeugen Emotionen. Die Emotionen wiederum führen den Gedanken, durch die sie überhaupt erst hervorgerufen werden, neue Energie zu. So entsteht in dir ein Kreislauf aus ungeprüften Gedanken und Empfindungen. Es geht sogar so weit, dass deine Gedanken fast ein Eigenleben führen, wie kleine Programme, die sich selbstständig in deinem Gehirn bewegen, immer auf der Suche nach Impulsen, die sie zu negativen Gedanken umformen können. Damit machst du dir unbewusst dein Leben schwer. Erst wenn du verstehst, dass du nicht deine Gedanken bist, sondern dass du sie selbst erschaffst und sie deshalb auch selbst verändern kannst, erhältst du die Chance, wieder Einfluss auf deine Wahrnehmung zu nehmen. Dein Gehirn ist dein Instrument und ein Diener für dich. Du bist der Chef, der Lenker und Programmierer! Und – du bist noch viel mehr.

• **Frage:**

Welche Gedanken denkst du immer wieder? Notiere jetzt drei negative Gedanken in dein Arbeitsheft, die du in deinem Gestrüpp denkst.

Wenn du dieser Aufgabe sorgfältig nachgehst, wirst du dich besser kennenlernen. Nur dadurch kannst du bewusster und auf Dauer zufriedener werden.

INNEHALTEN

Und es ist erneut an der Zeit, innezuhalten ..., einzuatmen ..., tiefer auszuatmen ..., deine Füße und deinen Körper zu spüren ..., alle Gedanken ziehen zu lassen ..., die Gefühle schmelzen zu lassen ... und dir deines wirklichen Seins bewusst zu werden ... Deines Seins jenseits deiner Gedanken und Gefühle ...

Wer bist du – wirklich?
Warum bist du hier?

Praktische Anwendung

Da negative Gedanken eine Eigendynamik entwickeln, sobald du ihnen durch dein Denken Aufmerksamkeit schenkst, ist es absolut notwendig, sie frühzeitig zu stoppen oder umzulenken. Dazu stelle ich dir verschiedene Techniken vor:

»Stopp!«-Technik

Als Erstes entscheide dich dafür, deine negativen Gedanken mitzubekommen. Hast du einen dieser störenden Gedanken am Haken, richte deine Wirbelsäule auf und unterbrich diesen sofort mit einem laut ausgesprochenen »Stopp!«.
Du kannst »Stopp!« auch nur laut denken, falls du gerade in der Öffentlichkeit bist. Fühle dabei deine Entschlossenheit, diese negativen Gedanken wirklich zu stoppen. Du kannst dein »Stopp!« auch mit einer stoppenden Handbewegung verstärken. Probiere es jetzt einmal aus: »Stopp!« ... Und ein Handstopp!
Wie fühlt sich das für dich an?

Je häufiger du dieses Verhalten anwendest, desto schneller wird es dir in den entsprechenden Situationen einfallen und eine (hilfreiche) neuronale Autobahn in deinem Gehirn bauen.

Verkehrspolizist-Technik

Für diese Methode stelle dir einen Verkehrspolizisten auf einer stark befahrenen Kreuzung vor. Sieh, wie er den Verkehr regelt und bestimmte Autos stoppt und andere durchwinkt. Stelle du dir jetzt einen belastenden Gedanken vor und winke ihn durch ... oder stoppe ihn ...

Wenn du dich bei dieser Technik stark aufrichtest und deinen Kopf etwas nach oben hebst, haben negative Gedanken noch weniger Möglichkeiten, sich zu bilden oder festzuklammern.

Iamon-Technik

Das laute Aussprechen von unsinnigen Worten stoppt ebenfalls negative Gedanken.
Hier empfehle ich dir das Wort »Iamon« laut auszusprechen. »Iamon« spricht sich durch die drei Vokale angenehm weich. Das Wort selbst trägt keinen eigenen Sinn. Sprich es bitte laut aus: »Iamon ...«
Unterbrich deine negativen Gedanken auch durch das laute, humorvolle Aussprechen von »Grüezi, alle miteinand« oder »Spaghettiiiii«. All das kann bei dir Freude auslösen und funktioniert deshalb gut als Unterbrechung. Humor wirkt heilsam!

Innehalten- und Stillsein-Technik

Eine weitere Methode, dich vor schmerzvollen Gedanken zu schützen, ist das »Innehalten und Stillsein«.
Du kannst lernen, deine Gedanken und Gefühle einfach nur zu beobachten und sie zuzulassen, ohne in ihnen zu versinken. Sobald sie dich belagern wollen, halte inne und sei still. Atme ruhig und bleibe still. Lass die Gedanken in deinem Kopf ebenfalls still werden, indem du die Stille hinter dem Lärm der Gedanken wahrnimmst.

Du hast es schon mehrmals geübt. Diese Technik ist gleichsam für Fortgeschrittene, da du dich hier als von deinen Gedanken getrennt erleben kannst. Erinnere dich: Du bist nicht deine Gedanken. Du hast sie nur erzeugt. Je häufiger du dieses Innehalten und Stillsein übst, desto klarer wird dein Bewusstsein, das leer ist. In dieser Leerheit findest du Frieden.

Halte inne, sei still ..., finde dein Bewusstsein ... und darin Leere ... und im Kern der Leere Frieden.

Kippsätze

Du kannst auch deine negativen Gedanken und Überzeugungen über andere nutzen, um eine tiefere Wahrheit darin zu finden. Kippsätze eignen sich dazu prima.
Wir Menschen begründen unser Unglücklichsein gerne mit

dem Verhalten von anderen Menschen, zum Beispiel: »Ich bin wütend und traurig, weil mein Freund mich verlassen hat.«
Oder wir fordern auch gerne von anderen Menschen, sich anders zu verhalten: »Du solltest mehr Rücksicht auf mich nehmen.«
Diesen Gedanken wohnt eine besondere Magie inne, sobald du sie umkippst. Umkippen in dem Sinne, dass du den Satz von »du« auf »ich« veränderst. Aus dem Satz: »Ich bin wütend und traurig, weil mein Freund mich verlassen hat«, wird: »Ich bin wütend und traurig, weil ich meinen Freund (schon längst vorher in Gedanken) verlassen habe. Ich bin wütend und traurig, weil ich mich (in Wirklichkeit) selbst verlassen habe.«
Aus dem Satz: »Du solltest mehr Rücksicht auf mich nehmen«, wird: »Ich sollte/könnte mehr Rücksicht auf dich nehmen. Ich sollte/könnte mehr Rücksicht auf mich selbst nehmen.«

Deine Urteile und Empfehlungen kannst du zu deiner Selbsterkenntnis nutzen, indem du mit ihnen Kippsätze formulierst. Deine Sätze zeigen dir, wer du gerade bist. Du kannst dich ja noch ändern. Sie weisen dich darauf hin, was du selbst auch bist oder selbst in dir hast. Was du tun solltest, anstatt was der andere deiner Meinung nach tun sollte.
Sie zeigen dir deinen eigenen Schatten, den Teil von dir, den du nicht sehen willst oder sehen konntest. Sie empfehlen dir eine eigene »Medizin«, um glücklicher und wahrhaftiger zu leben. Probiere es aus!

- **Frage:**

Welche Urteile und Vorschriften über Menschen hegst du?

Meine Urteile und Vorschriften über Menschen sind:

....

....

....

....

Meine Kippsätze dazu sind:

....

....

....

....

Sobald dir bewusst wird, dass du manchmal auch etwas tust oder bist, was dich an anderen stört, wirst du gegenüber deinen Mitmenschen geduldiger, toleranter und liebevoller.

Kraftvolle Sätze

Sätze wie »Ich kann nicht« und »Ich weiß nicht« stoppen deine Kreativität und deinen Denkapparat. Deshalb empfehle ich dir, diese »Killersätze« zu meiden und umzudrehen: »Ich kann es«, und: »Ich weiß es«, und: »Ich wage es jetzt einfach mal.«

Außerdem gibt es Worte, die sehr kraftvoll und wegweisend sind. Im Folgenden findest du Beispiele solcher starken Worte, die, wenn du sie kraftvoll und mit ganzem Herzen aussprichst, eine sofortige Wirkung zu deinen Gunsten haben werden. Sprich sie jetzt laut und deutlich aus:

»Ich akzeptiere dies …!«

(Zum Beispiel: Hundegebell, Kindergeschrei; das, was gerade unvermeidlich ist, was gerade die Wirklichkeit ist, denn Widerstand ist zwecklos.)

»Ich entscheide mich für …«

»Genau hier bin ich richtig.«

»Ich will es!«

»Ich kann es!«

»Ich tue es!«

»Ich habe Zeit.«

»Alles wird wieder gut.«

»Ich liebe, ich glaube, ich vertraue, ich bin dankbar und mutig.«

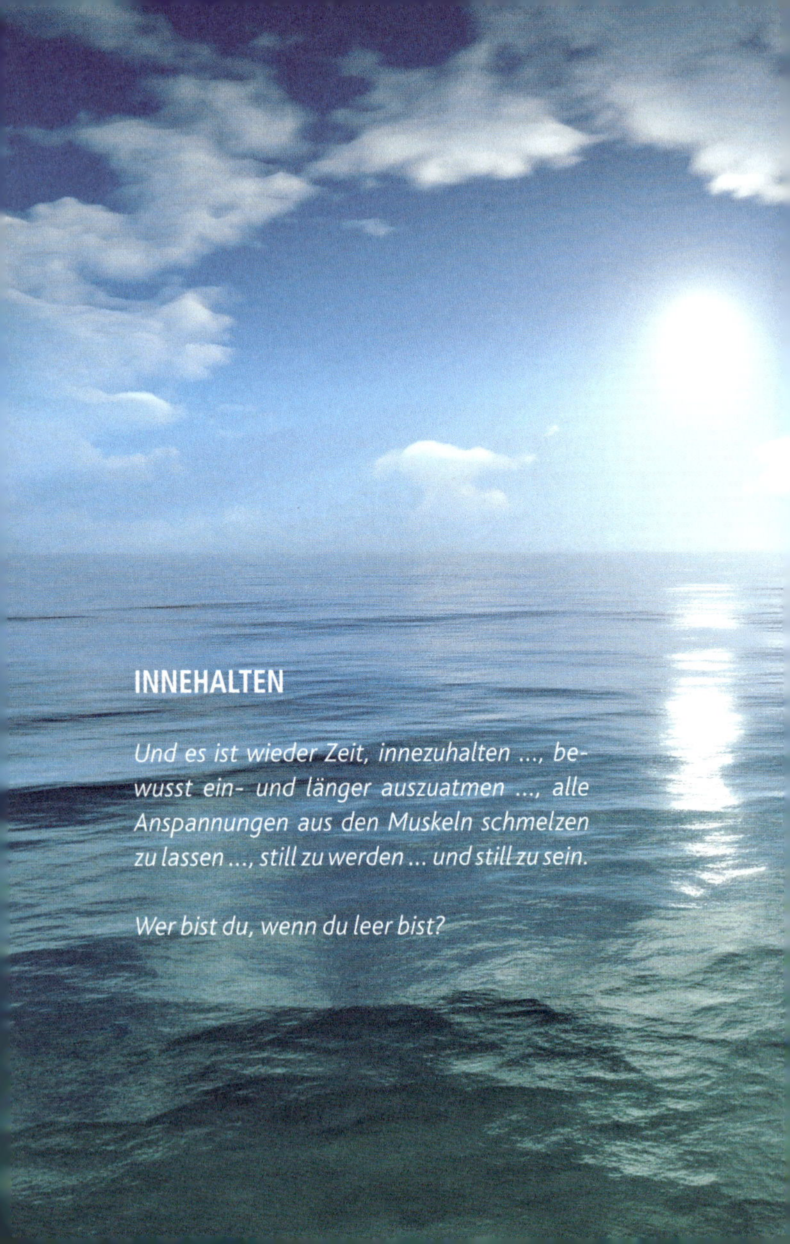

INNEHALTEN

Und es ist wieder Zeit, innezuhalten ..., bewusst ein- und länger auszuatmen ..., alle Anspannungen aus den Muskeln schmelzen zu lassen ..., still zu werden ... und still zu sein.

Wer bist du, wenn du leer bist?

Diese Technik des Beobachtens und der liebevollen Verbundenheit mit dir selbst wird dir helfen, bei dir zu bleiben und mit dir in den Frieden zu kommen.

Wichtig ist bei dieser Methode, dass du das neue Verhalten so oft übst, wie es dir möglich ist, da dein bisheriges Verhalten schon die selbsterhaltende Kraft eines festen Programms besitzt. Wie bei einer Autobahn. Wer fährt schon freiwillig auf einem holprigen Feldweg, wenn er superbequem auf seiner Autobahn fahren kann? Leider bringt dich deine superbequeme Schnellstraße in genau die Situation (hinsichtlich Gesundheit, Beziehungen, Finanzen, Job, persönlicher Entwicklung), in der du dich gerade befindest.

Möchtest du einen neuen Gedanken, einen konstruktiven positiven Gedanken denken, dann braucht das deine ganze Bereitschaft und deinen ganzen Einsatz. Das Kommando kommt aus deiner »Chefetage«, aus deinem Oberstübchen. Du bist der Schöpfer, die Schöpferin deiner Wirklichkeit.

Opfergeschichte als »kosmischer Witz«

Die Situationen, in denen du »zum Opfer« wurdest, sind seit langer Zeit vorbei. Deine Opfergeschichten werden deshalb von dir nur noch als fiktive Hirngespinste in deinem Kopf gepflegt, und damit sind sie streng genommen nur noch ein »kosmischer Witz« oder »Weltraumschrott«. Gedanken bestehen aus Worten. Worte sind gefrorener Geist, gefrorene Energie. Sobald du sie formulierst, bringst du sie in eine leblose Form. An dieser Form haften ebenfalls alte Gefühle, die durch deine Aufmerksamkeit fühlbar werden. Du fühlst und verwechselst dein Fühlen mit der Wahrheit. Damit hältst du etwas Selbstkonstruiertes, Altes für wahr.

Wirkliches Leben findet nur im Hier und Jetzt statt. Leben ist lebendig und damit pulsierende Energie, die sich immerwährend wandelt. Verabschiede dich von deinem Gestrüpp und öffne dich für eine neue und lebendige Erfahrung im Jetzt. *Jetzt* ...

Wenn du diese Opfergeschichten dir und anderen erzählst, dann nur, um nicht für dich selbst verantwortlich zu sein und um nicht deine wirkliche Lebensaufgabe zu erfüllen. Eine deiner Lebensaufgaben ist es, glücklich zu sein. Eine andere, dass du aus deinem Traum »Marke Eigenbau« aufwachst und die wahre Wirklichkeit erkennst, nämlich, dass du ein spirituelles Geistwesen bist, das menschliche Erfahrungen macht. Du erkennst dich durch deine Erfahrungen selbst. Du entwickelst dich durch deine zunehmende Erkenntnis. Der grundlegende Zweck der »Übung Schöpfung« ist: Entwicklung.

Noch schlimmer ist es aber, dass du durch deine Opfergeschichten deine Möglichkeiten für Glück reduzierst, da du als Opfer recht behalten willst.

Überlege einmal, warum deine Opfergeschichte ein »Witz« ist. Ein solcher typischer »Witz« kann sein, dass du Folgendes erkennst: Du hast dein Leben lang so getan, als ob du hart für Liebe arbeiten müsstest und es nicht wert und gut genug wärst, geliebt zu werden und mit anderen Spaß zu haben.

Oder dass du nicht begabt genug seist, um Erfolg im Leben zu verdienen. Oder nicht schlau genug oder nicht attraktiv genug oder nicht gesund genug.

Mein Witz ist: ....

Die Wahrheit ist, dass du absolut okay und vom Göttlichen gewollt und geliebt bist, denn du bist dieses Göttliche selbst. An dir ist nichts auszusetzen. Wenn du durch einen Garten gehst, erfreust du dich ja auch an jeder Blume. Jede ist einzigartig und vollkommen. Oder an jedem kleinen Frosch und an jeder Hummel.

Wenn du dich mal wirklich unglücklich und vom Leben benachteiligt fühlst, dann empfehle ich dir, folgenden Beitrag auf YouTube anzuschauen: Nick Vujicic, »No arms. No legs. No worries.« Eine durch und durch bewegende Lebensgeschichte.

Raum für Notizen

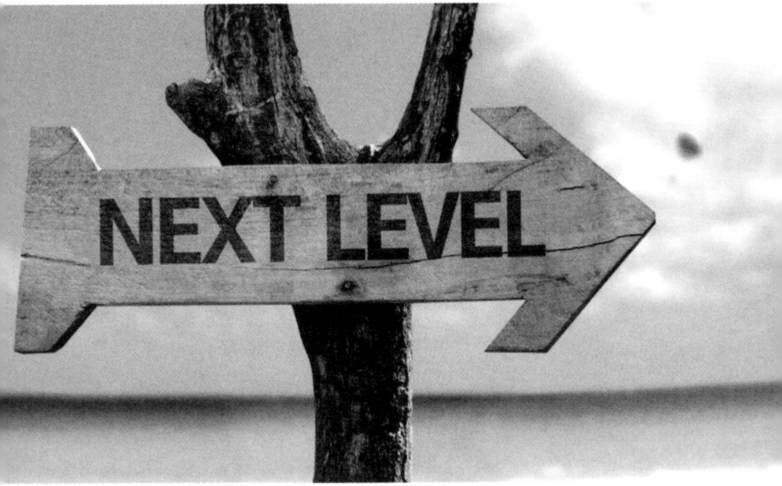

Schatten

Wissensbaustein Sechs

Theorie

Unter »Schatten« versteht man die von uns ungeliebten Persönlichkeitsteile, zum Beispiel Egoismus, Eitelkeit, Bedürftigkeit, Geiz, Sucht, Gier. Meiner Ansicht nach trägt jeder Mensch grundsätzlich alle Eigenschaften, die es gibt, in sich. Sie sind bloß unterschiedlich ausgeprägt. Die ungeliebten Eigenschaften, die wir nicht gerne sehen und nicht wahrhaben möchten, verdrängen wir als Schatten – was sie überhaupt erst einflussreich werden lässt.

Wir machen sogar das Gegenteil dessen, was wir verurteilen, um den ungewünschten Schatten bei uns nicht sehen zu müssen. Ein Feuerwehrmann kämpft vielleicht mit dem Brandstifter in ihm. Oder ein hochmoralischer Mann mit seiner Lüsternheit. Oder wir geben uns besonders aufgeräumt und pingelig statt entspannt und locker. Wir zeigen uns angepasst und bescheiden statt kämpfend und fordernd, kleinlich und egozentrisch statt großzügig und global.

Erkennen wir die bei uns verdrängte Eigenschaft bei anderen Menschen, verurteilen wir sie und stellen uns damit über den Menschen, den wir verurteilen. Das nennt man »Projektion«.

Solange du deinen Schatten verdrängst und bei anderen verurteilst, klebst du in der Dualitätsfalle und behinderst dich am Erwachen. In der Dualitätsfalle glaubst du, du seist getrennt von jedem und allem. Erst wenn du die Wahrheit erkennst, dass du *eins* mit allem bist, lösen sich deine Schatten von alleine auf.

Ich habe die Erfahrung gemacht, dass ich unbewusst Situationen herstellte, in denen ich es mit den Schatten zu tun bekam, die ich noch nicht akzeptiert und integriert hatte. Ich träumte zum Beispiel lange Zeit davon, von Pflichten frei zu sein und lustvoll in den Tag hinein zu leben. Das konnte ich nicht umsetzen, weil ich erstens glaubte, damit mein Existenzrecht zu verlieren, und zweitens aufgrund der Sucht in meiner Familie den Kontrollverlust fürchtete. Deshalb verhielt ich mich im Übermaß diszipliniert und fühlte mich gleichzeitig zu Männern hingezogen, die sich zügellos ihren Gelüsten hingaben. Um dies zu verändern, musste ich lernen, diesen zügellosen, lustbetonten Schatten in mir zu identifizieren, zu akzeptieren und zu integrieren.

Meinen Suchtteil entmachtete ich, indem ich ihn im Außen übertrieben sichtbar zeigte. Dafür bastelte ich mir ein passendes Kostüm als »Suchtschlampe«. Ich umhüllte mich mit einem fleckigen, verwaschenen rosa Morgenmantel. Mit meinen nackten Füßen schlüpfte ich in rosafarbene Pantöffelchen mit Absatz, und mein Gesicht schminkte ich in grellen Farben. Die Haare steckte ich nachlässig nach oben, eine Fluppe in den Mundwinkel, und eine Pulle Schnaps hielt ich in einer Hand. In dieser Aufmachung zeigte ich mich lallend einen Tag lang einer Gruppe von Menschen. Nachdem ich meine Sucht auf diese Weise sichtbar gemacht hatte, verlor sie ihre Macht über mich. Heute erkenne ich sie manchmal noch in leichter Form. Dann entscheide ich mich, ob ich ihr etwas Raum gebe oder nicht. Seitdem gehört der Suchtteil zu mir. Er ist Teil meines Persönlichkeitsorchesters. Er sitzt jetzt in der hintersten Reihe und bedient die Triangel.

- **Frage:**

Welche Schatten erkennst du bei dir? Benenne sie laut:

Ich erkenne bei mir folgende Schatten:

1. ....
2. ....
3. ....

Praktische Anwendung

Schattentheater

Aus der Liste deiner Schatten wähle denjenigen aus, der dir deiner Ansicht nach in deinem Leben die meisten Probleme bereitet. Vielleicht deine Lieblosigkeit, dein Geiz, deine Lüsternheit, deine Eitelkeit oder deine Angst vor deiner eventuellen Mittelmäßigkeit.
Jetzt überlege dir ein passendes Outfit. Ziehe alle Register bei der Kostümauswahl. Einschließlich Frisur, Make-up, Requisiten und Text. Hast du alles beisammen, präsentiere dich einen Tag der Menschheit und habe Spaß dabei. Im Fernsehen gibt es eine Dokumentation über einen Künstler, der sich als Tod verkleidet den Menschen zeigt.
Du kannst deine Schattenspiele auch mit Freunden zusammen machen. Das steigert deine Kreativität und multipliziert den Versöhnungseffekt. Und es vergrößert den Spaß.

Firewall gegen das Glück

Wenn du rundum glücklich und zufrieden wärst, würdest du dieses Buch nicht lesen. Folglich könnte es in deinem Leben noch etwas besser laufen. Wie hinderst du dich also selbst am Glücklichsein? Was ist deine geheime Abwehrtechnik gegen dein Glück?
Vielleicht bist du in deinem Inneren der Überzeugung, dass du nicht gut genug bist. Dass du Schuld für etwas aus deiner Vergangenheit hast und deshalb kein schönes Leben verdienst. Oder dass du einfach keine Zeit zum Glücklichsein findest. Du hast ja so viel Wichtigeres zu tun. Vielleicht fühlst du dich auch ständig krank. Dann hast du dir eine kranke Identität zugelegt, in der dein Glück keinen Platz findet.
Deine negativen Überzeugungen wirken wie ein Softwarevirus im Betriebssystem deines Gehirns. Sie manipulieren unbewusst deine Wahrnehmung, konstruieren deine eigene Realität, die keine Zufriedenheit und Freude für dich zulässt.

• **Fragen:**

Was sind deine Strategien gegen ein schönes Leben? Woher stammen sie? Wie sah es in deiner Familie aus? Wie haben sich dein Vater und deine Mutter am Glücklichsein gehindert? Und wie deine Geschwister?

Du erhältst jetzt die Gelegenheit, deine Abwehrmechanismen sichtbar zu machen, indem du dir auch hierzu ein pas-

sendes Kostüm bastelst und dich der Öffentlichkeit zeigst. Oder du kannst diese Überzeugungen mithilfe des Feuerrituals (siehe Wissensbaustein Sieben) in Rauch auflösen.

Schach dem größten Schatten

Dein größter Schatten wird dich am meisten an einem gesunden und erwachten Leben hindern. Er macht dir dein Leben schwer. Er zwingt dich, in unangenehmen Situationen und solchen, die schlecht für dich sind, zu verharren, oder fordert dich auf, dir über ein bestimmtes Verhalten selbst zu schaden.
Zum Beispiel beschrieb mir eine magersüchtige Klientin ihren Peiniger-Schatten mit folgenden Worten:
»In Essenssituationen taucht in meinem Inneren ›Mathilda‹ auf. Sie ist eine hagere Frau mittleren Alters und fahl im Gesicht. Sie kämmt ihr Haar streng am Kopf zusammen, ist gefühlskalt und karg in Mimik und Gestik. Sie trägt eine graue, steife Schürze und schaut mich kalt und streng an. Sie verbietet mir, Fett und zu viele Kohlenhydrate zu essen.«

Mit solch einem bedeutungsvollen Schatten kannst du wie folgt umgehen:

- *Erstens kreativ, indem du dir zum Beispiel ein entsprechendes »Mathilda«-Kostüm bastelst und dich darin einen Tag lang der Öffentlichkeit zeigst.*

Dieses »Vor-aller-Augen-zur-Schau-Stellen« zieht deinen Schatten ans Licht. Wie bei Vampiren, den nächtlichen Blutsaugern, verlieren deine dunklen Schatten im Licht des Bewusstseins ihre Kraft, dich beherrschen zu können. Wenn du die Gefahr erkennst, sie annimmst und in dir beruhigst, macht dich das stärker und klarer.

- *Zweitens ebenfalls kreativ, indem du deinem Peiniger-Schatten nach und nach selbst eine Entwicklung in deiner Vorstellung angedeihen lässt.*

Zum Beispiel wurde Mathilda von Woche zu Woche in der Vorstellung der Klientin etwas bunter, lebendiger und liebevoller zu ihr. Vielleicht kennst du den Film »Pleasantville« des Regisseurs Gary Ross aus dem Jahr 1998? Ein Schwarz-Weiß-Film, der sich – parallel zur Entwicklung der Handlung in Richtung mehr Gefühle und Lebendigkeit – nach und nach in einen Farbfilm verwandelt.

Mich selbst überraschte bei dieser öffentlichen Darstellung, dass ich meinen Peiniger-Schatten, abgesehen von seiner mich quälenden Qualität, als ungemein bereichernd erlebte. Diese Eigenschaften kannte ich vorher noch nicht bei mir in dieser Deutlichkeit. Als Bestandteil meines »inneren Orchesters« hieß ich ihn damit willkommen. Nur als Dirigent eignete er sich mit seiner versteckt manipulativen Art, seiner Abfälligkeit und Gnadenlosigkeit leider nicht. Seine Souveränität, seine Kraft und seine Sicherheit nutzte ich seitdem als willkommenen Teil meines Lebens. Als Dirigenten setzte ich

ihn ab und übernahm wieder selbst die Regie. Mein Schatten ließ es gerne zu. Er gehörte ja jetzt zu meiner Mannschaft und war nicht mehr verdrängt.
Wann immer ich mich dabei ertappte, anderen oder mir selbst gegenüber abwertend zu agieren, hörte ich damit auf und entschied mich stattdessen für Wertschätzung. Wenn ich mich dabei erwischte, andere zu Verhaltensweisen zu drängen, ohne transparent zu machen, warum ich das wollte, ergänzte ich meine persönlichen Motive. Und wann immer ich das Gefühl bekam, einer Sache nicht gewachsen zu sein, erinnerte ich mich an die Souveränität, Sicherheit und Kraft meines Peiniger-Schattens und konnte darauf zurückgreifen. Einfach weil ich wusste, dass sie – als Teil von mir – zu mir gehörten.

Schattentanz

Tanzen tut der Seele gut. Seit Urzeiten bewegen sich Menschen zu verschiedenen Rhythmen und drücken ihre Gefühle und Geschichten mit ihren Bewegungen aus. Was du mit Worten nicht sagen kannst, zeigt sich in deinem Tanz.

Ich machte eine spannende Erfahrung mit mir selbst, als ich in einem Medicine-Movement-Workshop zehn Minuten meinen inneren »Opferteil« – und etwas später für zehn Minuten meinen inneren »Täterteil« tanzte.

Dein Opferteil zeichnet sich dadurch aus, dass du es zulässt, wenn andere deine eigene Grenze überschreiten. Dein Täterteil, dass du über die Grenzen der anderen gehst. Beide Teile sind in dir archetypisch verankert, sodass du dich beim Tanzen nur der Musik hinzugeben brauchst, und du wirst die Erfahrung dieser beiden Qualitäten in dir machen. Besonders dein Täterteil wird dir eine bemerkenswerte Einsicht ermöglichen. Beide Schatten kennenzulernen und auf körperliche Weise auszudrücken, wird dir helfen, dich gründlicher mit dir auszusöhnen.

Helle Schatten

Helle Schatten sind die Qualitäten, die du bei anderen Menschen bewunderst und bei dir übersiehst oder leugnest. Zum Beispiel beneidest du vielleicht eine bestimmte Frau um ihre Attraktivität, ihren Geschmack, ihre Schlagfertigkeit und um ihren Erfolg. Oder du bewunderst einen Mann wegen seiner Souveränität im Umgang mit Geldangelegenheiten oder seinem Charme bei Frauen. Was auch immer du bei anderen beeindruckend findest, du trägst es auch in dir! Diese Qualitäten schlafen in deiner inneren Vorratskammer und warten darauf, dass du sie aus dem Regal ziehst und der Welt zeigst.

Gibt es in deinen Schränken halb verfaulte Esswaren? Dies könnte ein deutlicher Hinweis darauf sein, dass du deine Qualitäten noch nicht ausgepackt und nutzbringend für dich und die Menschheit einbringst.

Oder herrscht bei dir in deiner Küche gähnende Leere? Dann heißt es erst einmal Augen auf und Qualitäten sehen lernen, um sie aus deiner Kammer im Keller nach oben zu bringen.

Im ersten Fall (wenn du deine Qualitäten brachliegen lässt) empfehle ich dir, eine Liste von den Dingen anzufertigen, die du besonders gut kannst, aber ungenutzt in dir schlummern lässt und sie stattdessen bei anderen bewunderst.

Diese Qualitäten gehören (eigentlich) zu meinen Stärken:
1. ....
2. ....
3. ....

Anschließend male dir lebhaft vor Augen, wie du diese Eigenschaften in dein Leben bringst.

Im zweiten Fall (wenn du deine Qualitäten nicht kennst) beobachte aufmerksam Menschen bei jeder Gelegenheit und finde die Qualitäten, die bei dir eine Resonanz erzeugen.

Folgende Qualitäten bewundere ich bei anderen:
1. ....
2. ....
3. ....

Stelle dir bildhaft vor, wie du diese Eigenschaften in dein Leben bringst. Kopiere deine Vorbilder, wo es passt, lies Bücher

über entsprechende Persönlichkeiten, arbeite mit einem Persönlichkeitstrainer ein Verhaltensprogramm aus und zeige diese Qualität in deinem Alltag.
Wenn du aber behauptest, einen Mangel von einer gewissen Eigenschaft bei dir zu sehen, wirst du dieses Verhalten nicht zeigen und damit nicht erfahren, dass du das auch bist.

▼

Zusammenfassend empfehle ich dir, auf Folgendes zu achten: Sobald du dich dabei ertappst, einen anderen Menschen zu verurteilen oder zu bewundern, halte inne und frage dich, ob du das verurteilte oder bewunderte »XY« auch schon selbst gemacht hast, immer noch zeigst oder das Gegenteil davon tust. Sei ehrlich dabei und entspanne dich! Ob du magst oder nicht – du bist alles!

Anstelle des **INNEHALTENS** übe diesmal folgendes Ritual zum **VERBINDEN MIT HIMMEL UND ERDE:**

Stelle dich aufrecht hin, atme tief ein und aus, lockere dich, fühle deine Füße auf der Erde und sage laut: »Ich bin verbunden mit der Erde, sie gibt mir Halt und Sicherheit.«
Dann schaue nach oben zum Himmel und sage: »Und ich bin verbunden mit dem Himmel, er gibt mir die Inspiration und Unterstützung, die ich brauche.«
Schieße deine Augen und sage: »Mit meinem Herzen verbinde ich mich mit allen Menschen im Raum (oder besser noch: mit allem auf der ganzen Welt).«
Sollte dies bei dir ein mulmiges Gefühl oder einen Widerstand auslösen (in dem Sinne: »Was gehen mich die anderen an?«), öffne dein Herz und probiere es aufrichtig aus.

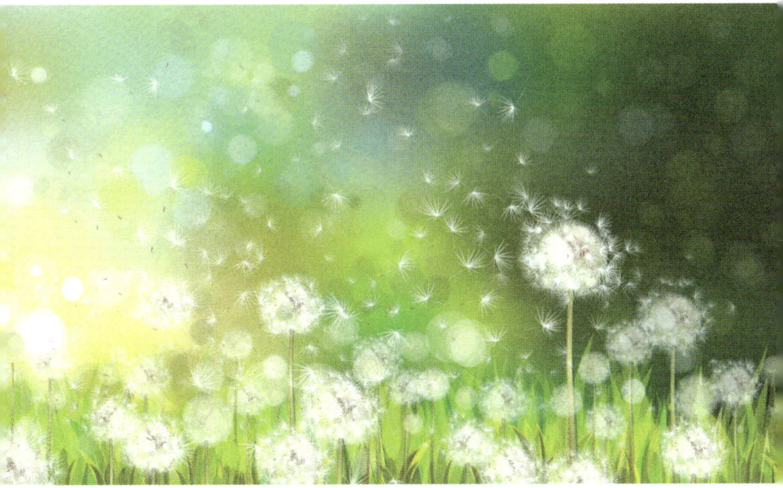

Wahlfreiheit

Wissensbaustein Sieben

Theorie

Was macht uns Menschen zu Menschen? Was unterscheidet uns von allen anderen Lebewesen auf dieser Welt? Welche Fähigkeit befreit uns aus einer rein instinktiven Kette von Ursache und Wirkung?
Es ist unsere Fähigkeit, zu wählen.
In diesem Fall ist es zum einen deine Fähigkeit, zu wählen, Dinge loszulassen, mit denen du dein Potenzial und deine Lebensfreude begrenzt. Und zum anderen zu wählen, was du bewusst in deinem Leben erfahren willst.
Hier stelle ich dir mein wirkungsvollstes Ritual zum Loslassen von Gestrüpp vor:

Praktische Anwendung

Feuerritual/Loslassen

Negative Gedanken wurzeln und münden allzu gerne in Verurteilungen, Schuldzuschreibungen, Selbstangriffen, Fremdangriffen und Angriffen auf den »lieben Gott«. Außerdem können unbewusste Überzeugungen deine aktuellen Wünsche boykottieren. Diese alten Überzeugungen stammen noch aus deinem Elternhaus, aus der Schule oder von einzelnen Menschen, denen du eine wichtige Rolle in deinem Leben eingeräumt hattest.

Anleitung:

Um dieser »inneren Umweltverschmutzung« den Garaus zu machen, notiere alle belastenden Gedanken über dich oder über die anderen auf einen großen Zettel. Als Überschrift schreibe bitte: »Ich lasse los.«
Wenn du alle Gedanken, durch die du dich am Glücklichsein hinderst, aufgelistet hast – und dir wirklich kein weiterer negativer Gedanke mehr einfällt –, dann schreibe in einer anderen Farbe quer über diese Liste erneut: »Ich lasse los.«

Ein Beispiel:
Ich lasse los:

Meine Gedanken,
dass ich zu klein bin,
zu dick bin,
mich immer anstrengen muss,
zu ängstlich bin,
nicht hübsch genug bin,
dass ich nie einen tollen Freund haben werde,
eine Versagerin bin,
nie Geld haben werde,
zu ungeschickt,
zu krank bin.

DAS ALLES
LASSE ICH LOS

Gehe anschließend nach draußen, suche dir einen feuerfesten Platz und betrachte noch einmal deine Notizen. Bedanke dich für die Erfahrung, die du gemacht hast, indem du ne-

gativ über dich gedacht hast. »Ah, so fühlt es sich also an, wenn ich negativ über mich denke. Und das erschaffe ich mit meinen Gedanken.«

Jetzt warte auf einen deutlichen Impuls in deinem Herzen, diese Selbstlügen loszulassen. Spüre als Erstes den Impuls. Anschließend verbrenne den Zettel und gib damit diesen »verkrusteten Müll« an die Leere zurück.

Nun öffne dich ganz bewusst dafür, dir in deinem Leben ab sofort die Fülle zu geben, dir die Fülle zu gönnen und auch in allem die ganze Fülle zu sehen. Es kommt auf deine Bereitschaft an, in allem – auch in scheinbar kleinen Dingen, auch in einem »zweitbesten« Stück Kuchen – die ganze Fülle zu sehen, anzunehmen und zu erfahren. Das heißt auch, dass du all deinen Widerstand dagegen aufgibst. Gelingt dir das, dann bist du ein rundum glücklicher Mensch.

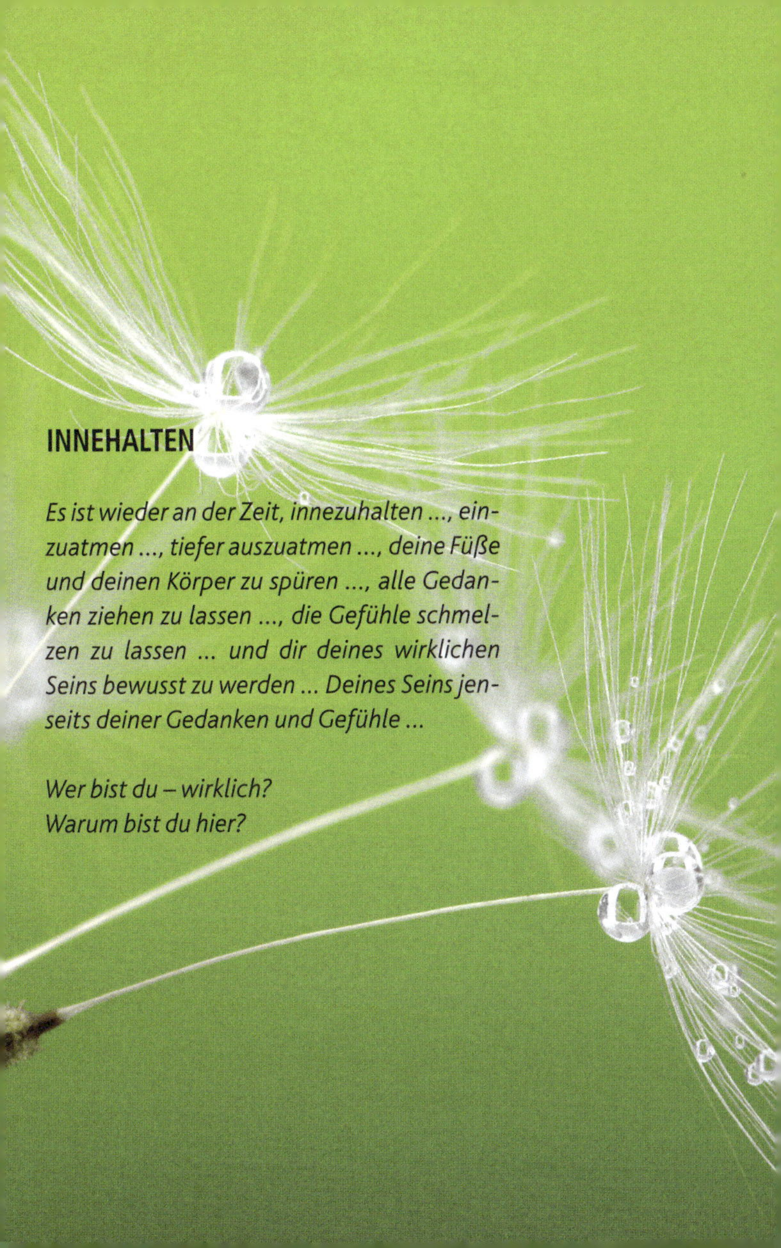

INNEHALTEN

Es ist wieder an der Zeit, innezuhalten ..., einzuatmen ..., tiefer auszuatmen ..., deine Füße und deinen Körper zu spüren ..., alle Gedanken ziehen zu lassen ..., die Gefühle schmelzen zu lassen ... und dir deines wirklichen Seins bewusst zu werden ... Deines Seins jenseits deiner Gedanken und Gefühle ...

Wer bist du – wirklich?
Warum bist du hier?

Raum für Notizen

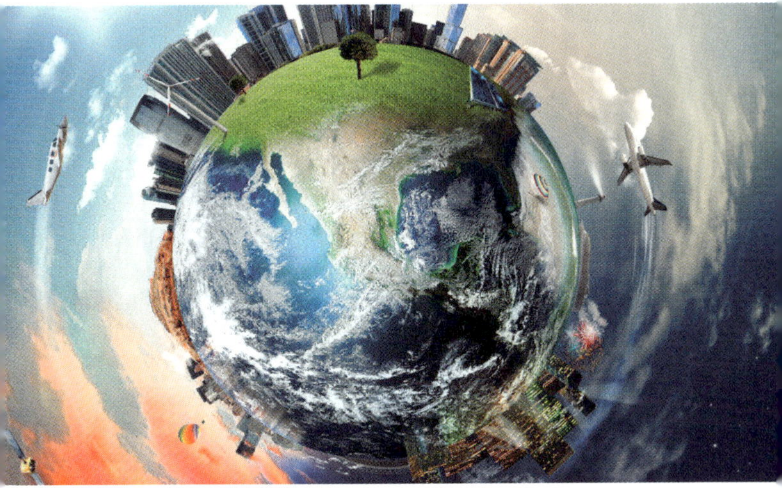

Energieräuber

Wissensbaustein Acht

Theorie

Um deine Ziele erfolgreich zu erreichen, brauchst du all deinen Einsatz sowie ein gutes und förderliches Umfeld.
Ein nützliches Umfeld ist, wenn deine Umgebung und die Menschen, mit denen du zusammen bist, dich in deinen Wünschen und Potenzialen bestätigen, ermutigen und fördern. Oft haben wir aber in unserem Lebensumfeld sogenannte Energievampire oder Energieräuber, durch die wir unsere Energie negativ blockieren und durch die wir uns am Erreichen unserer Wünsche behindern.
Solche Energieräuber können sein:

- Menschen, die deine Ideen und Ziele immer nur kritisieren oder anzweifeln
- Menschen, die oft jammern und schlechte Laune haben
- Schlechte Nachrichten in Zeitungen und im Fernsehen
- Schlafmangel/morgendliche Hektik/Zu-spät-Kommen
- Rumstreunen in Kaufhäusern oder Shopping-Malls
- Konflikte mit anderen, die nicht gelöst sind/werden
- Menschen, die an dir hängen und eher nehmen als geben
- Multi-Tasking – zu viel gleichzeitig machen
- Schlechte Ernährung/zu viel Nahrung
- Stundenlanges Rumspielen am Smartphone/Computer bzw. TV-Sitzungen
- Nicht eingelöste Versprechen
- Aufschieberitis
- Lärm

Praktische Anwendung

Jetzt denke darüber nach, welche Energieräuber du in deinem Leben hast, die dich anstrengen, erschöpfen und dein Resonanzfeld verschlechtern.
Meine Energieräuber sind:

1. ....
2. ....
3. ....
4. ....

Wenn du deine Energieräuber gefunden hast, setze dich hin und denke dir praktische Lösungen zur Behebung der einzelnen Probleme aus.
Falls du zum Beispiel zu viel Zeit mit Handy-Telefonaten vertust, könnte einer der Lösungsvorschläge lauten: »Konkrete Zeiten für das Handy bestimmen.«

Mein Lösungsvorschlag für die Probleme (s.o.) lautet:

Problem 1: ....
....
Problem 2: ....
....
Problem 3: ....
....
Problem 4: ....
....

Raum für Notizen

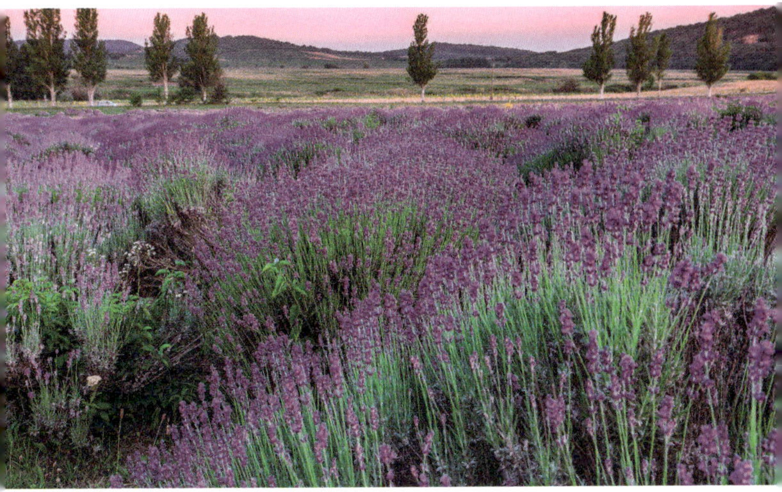

Bewusste Schöpfung

Wissensbaustein Neun

Theorie

Das Gesetz der Resonanz wird auch als das Gesetz der Anziehung bezeichnet. Jeder Gedanke ist verdichtete und gerichtete Energie. Er will sich erhalten und in der Welt verwirklichen und manifestieren. Die Gedankenenergie sucht sich in der Welt gleichschwingende Energie, unabhängig davon, ob sie uns guttut, ob wir eigentlich das Gegenteil meinten oder ob wir genau das gedacht und gesagt haben, was wir auch wirklich wollten. Das Gesetz der Anziehung kennt kein »Nein« oder »Vielleicht«. Es kennt keine Moral und gehorcht immer. Deshalb pass auf, was du denkst, denn es könnte wahr werden.

Praktische Anwendung

Bewusste Schöpfung

Es gibt seit einigen Jahren zahlreiche Bücher zu diesem Thema: »Wünsche an das Universum«, »Das Gesetz der Resonanz«, »The Secret«, »Intentionen boostern«, »Schöpfer deiner Wirklichkeit« etc. Alle diese Bücher erinnern dich an deine eigene Schöpferkraft. Sie wollen dich ermutigen, bewusst dein Leben zu erschaffen. Den Autoren dieser Bücher möchte ich mich anschließen.

Du hast im Laufe der Arbeit mit diesem Buch erlebt, wie mühsam es für dich sein kann, unbewusst Hervorgebrachtes –

dein Gestrüpp – wieder loszuwerden oder in den Griff zu bekommen. Wie wäre es, wenn du jetzt anfängst, dir öfter etwas ganz bewusst zu erschaffen?
Beim bewussten Manifestieren sind einige Besonderheiten zu beachten.

Anleitung:

1. *Denke deine beabsichtigten Wünsche klar und deutlich oder schreibe sie auf.*
   Stelle dir deinen Wunsch attraktiv und anschaulich vor.
2. *Formuliere deine Wünsche in der Gegenwartsform. Sie sollten positiv, kurz und präzise sein.*
   Zum Beispiel: »Ich bin vollständig gesund.«
   »Ich parke mein Auto auf einem optimalen Parkplatz in der Straße vor meinem Haus.«
   »Ich habe eine Arbeitsstelle, die perfekt zu mir passt.«
   »Ich habe wunderbare, verlässliche Freunde.«
3. *Tue so, als ob du das Gewünschte schon hast. Das stärkt dein Vertrauen, dass du es auch bekommst, und bringt dich in einen besseren energetischen Zustand, das heißt in eine bessere Schwingung.*
4. *Sprich deinen Wunsch mit Überzeugung und Begeisterung aus. Fülle deinen Wunschgedanken mit deiner ganzen Herz-Energie.*
5. *Danke für das, was du dir wünschst. Wenn du für etwas dankst, dann bist du sicher, dass du das Gewünschte auch erhältst.*

6. *Vertraue dem Erfolg, als ob du hundertprozentig sicher bist.*
7. *Nachdem du gewünscht hast, richte bewusst deine Aufmerksamkeit auf etwas anderes. Das ist ein Zeichen für dein Sichersein und dein Vertrauen.*
8. *Sei offen für sogenannte Zufälle in deinem Leben. Vertraue deiner Intuition. Bleibe entspannt.*

MERKE: Du wünschst dir etwas, und das Universum kümmert sich um das Wie.

Felderwirtschaft/Ziele

Bewusst Dinge in dein Leben zu bringen, erfordert eine klare Vorstellung davon, was du wirklich erschaffen möchtest. Wenn der Bauer nicht eine konkrete Saat in seine Felder sät, würde er es dem Wind, den Vögeln und dem Zufall überlassen, was seine Böden hervorbringen. Dieser Lotterie der Natur kann er nicht vertrauen, wenn er seine Familie satt kriegen will. Also überlegt er sich genau, welche Früchte er demnächst ernten möchte.

Ich möchte dir eine vergleichbare Methode ans Herz legen, damit du demnächst eine reiche Ernte in deinem Leben hervorbringst.

Anleitung:

Stelle dir bitte vor, eine Bäuerin oder ein Bauer zu sein. Dein »Lebenshof« besteht aus einer Reihe von Feldern, die du bewirtschaften möchtest. Ein Feld kannst du »Beziehungsfeld«, ein anderes »Berufsfeld« nennen. Zusätzlich stehen dir noch weitere Felder zur Verfügung, die du anlegen und beackern kannst: ein »Familienfeld«, ein »Gesundheitsfeld«, ein »Wohnungsfeld«, ein »Freundschaftsfeld«, ein »Freizeitfeld« etc. Du kannst dir aussuchen, wie viele und welche Felder du bewirtschaften möchtest. Schließlich bist du die Landwirtin oder der Landwirt. Auf jedem dieser Felder soll eine schöne und verlockende Ernte wachsen. Deine Saat steht für deine geistige Vision. Deine Vision ist der schriftliche Entwurf von dem, was du erschaffen willst: positive, klare und bildhafte Worte, die du in der Gegenwartsform aufschreibst und ab und zu mit einer Affirmation bekräftigst.

Ein Beispiel für das Feld »Gesundheit«:

> »Ich trinke täglich mindestens zwei Liter Wasser. Ich esse täglich frisches Obst und Gemüse. Ich mixe mir leckere grüne Smoothies. Ich kaufe Fisch und Fleisch aus ökologischer Erzeugung. Ich gehe 2x in der Woche draußen laufen. Zusätzlich fahre ich 3x in der Woche eine halbe Stunde Fahrrad. Ich gehe 3x die Woche zum Fitnesstraining und trainiere meine Muskeln an Geräten. Ich gehe abends rechtzeitig zu Bett, damit ich sieben bis acht Stunden ruhen kann. Ich schlafe tief und erholsam. Ich putze 2x täglich zwei Minuten meine

Zähne. Meine Zähne und mein Zahnfleisch sind gesund. Ich mache mehrmals am Tag kleine Atemübungen, indem ich tief und entspannt atme und länger ausatme als einatme. Ich halte im Laufe eines Tage mehrmals inne und erinnere mich, dass ich göttlicher Natur bin und mit allem verbunden. Ich besuche ein Meditationsretreat und meditiere regelmäßig mindestens zwanzig Minuten am Tag. Nach der Arbeit lege ich mich eine halbe Stunde hin und ruhe mich aus. Ich bin gesund und voller Energie. Ich lebe gerne und bin glücklich.«

Jetzt schreibe deine geistige Saat auf ein schönes Blatt Papier …

Wenn du mit dem Aufschreiben fertig bist, überlege dir für jedes Feld drei kleine Aktionen, die du sofort umsetzt: Zum Beispiel lege dich nach dem Niederschreiben eine halbe Stunde hin, iss einen Bio-Apfel und denke an alles Schöne auf der Welt. Diese Aktionen unterstützen das Wachstum auf deinem jeweiligen Feld. Lies anschließend deine schriftlich fixierten Maßnahmen drei Wochen lang täglich durch, um sie in deinem Gehirn zu verankern. Du kannst auch eine Collage für jedes Feld basteln und dir aus dem Internet passende Fotos runterladen.
Durch die ständige Präsenz der Maßnahmen in deinem Bewusstsein geschieht ihre Umsetzung fast wie von selbst. Die Ziele, die du so beabsichtigst, wirst du mit hoher Wahrscheinlichkeit auch erreichen.

INNEHALTEN

Bitte lenke deine Aufmerksamkeit zu dir, atme bewusst bis in den Bauch ein ... und atme langsam länger aus, als du eingeatmet hast. Lass alle Spannungen in dir abfließen oder schmelzen ..., werde dir deiner selbst bewusst ... Deine Augen kannst du schließen oder leicht offen halten ...
Jetzt nimm wahr, wie dein Körper deinen Geist umhüllt ..., und nimm diesen Moment deines Freiseins von allem ganz bewusst wahr. In diesem Augenblick gibt es nur dich als ein klares »Ich bin«. Dies ist das »Ich bin«, das allgegenwärtig, still, rein und außerhalb von Raum und Zeit ist. Ungeboren und niemals sterbend. Der eine Geist, der war, bevor etwas war, und der alles ist.

Auch wenn du meinst, nichts zu verstehen, verstehst du alles. Du befindest dich auf deiner Reise, dich selbst zu enthüllen, wie wenn Restaurateure eine farblose Decke in vielen kleinen Schritten freilegen und darunter eine unschätzbar kostbare Deckenmalerei vorfinden und ihr zu neuer Pracht verhelfen.

Raum für Notizen

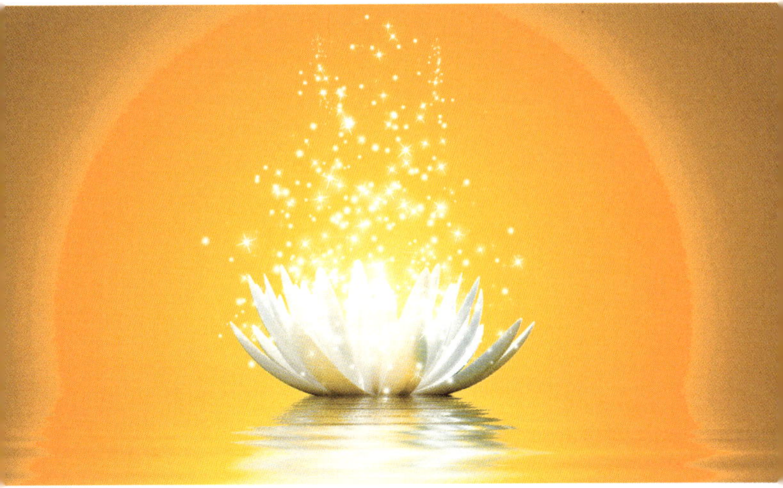

Stufen des Bewusstseins

Wissensbaustein Zehn

Du hast jetzt deine Muster von belasteten Gedanken und Gefühlen und die Methoden zu ihrer Veränderung kennengelernt. Mit dem Innehalten hast du erfahren, dass du nicht deine Gewohnheiten, Gefühle und Gedanken bist. Du kannst deine alten Schöpfungen beobachten und durch Stillsein die Erfahrung deines reinen Gewahrseins machen, jenseits dieser Formen.

Jetzt ist für mich der geeignete Moment gekommen, mit dir einen neuen Schritt zu gehen und einen Blick auf deine bisherige Entwicklung als Mensch zu werfen.

Theorie

So wie es verschiedene Entwicklungsstufen von Geräten zur Kommunikation gibt – Buschtrommel, Drehscheibentelefon, Tastentelefon, Walkie-Talkie, Handy, Smartphone etc. –, so unterscheiden Bewusstseinsforscher verschiedene Stufen des Bewusstseins. Auf jeder Stufe triffst du auf bestimmte archetypische (das heißt unbewusst wirkende) Merkmale, die alle Menschen teilen, die sich auf dieser Stufe befinden. Auf der jeweils nächsten Stufe gibt es die Qualitäten der vorherigen Stufen und etwas Neues.
Zum Beispiel steht auf der ersten Stufe das Überleben – und damit Nahrung, Wärme und Schutz – im Vordergrund. Babys und sehr hilflose, kranke Menschen befinden sich zwangsläufig dort.

Auf der nächsthöheren Stufe ist die Perspektive etwas größer geworden, und der Mensch orientiert sich zusätzlich an seinem Stamm und an seiner Familie. Sein Überleben hängt von seiner Zugehörigkeit zu ihnen ab. Hier findet du neben der Nahrung, der Wärme und dem Schutz die sozialen Bindemittel wie Rituale und kulturelle Traditionen. Damit wird ein Stammesgedächtnis angelegt und weitergegeben.

Entsprechend komplexer wird es auf den darauf folgenden Stufen. Verschiedene Forscher unterscheiden bislang zwischen fünf bis neun sich qualitativ voneinander abhebende Stufen. In der heutigen Gesellschaft triffst du alle bisher identifizierten Stufen des Bewusstseins gleichzeitig an. Erwachte Menschen neben Menschen, die es dir sofort mitteilen, wenn du wieder einen Fehler gemacht hast und zum Beispiel bei Rot in einem abgelegenen Wohngebiet in Paderborn zu Fuß eine wenig befahrene Straße überquert hast, obwohl kein Kind weit und breit zu sehen war.

In ein und derselben Person können sich verschiedene Stufen des Bewusstseins in verschiedenen Lebensbereichen zeigen. Zum Beispiel wird ein professioneller Tänzer im Tanz die höchstmögliche Stufe erreicht haben. In seinem Beziehungsleben aber wird er vielleicht ein oder zwei Stufen darunter liegen und sich noch besitzergreifend und angstorientiert verhalten. Und in seinen anderen Lebensbereichen noch einmal anders. Oder ein Professor für Informatik steht in seiner technischen Intelligenz auf höchster Stufe, wogegen seine Gefühlswelt vielleicht nur rudimentär zum Ausdruck kommt. Um ein gut entwickelter Mensch zu werden, musst du in deinem Bewusstseinsfeld, das sich aus dem Durchschnitt deiner bisher erlangten Bewusstseinsstufen in allen Bereichen deines Lebens zusammensetzt, immer weiter Bewusstheit und eine integrale Lebenspraxis entwickeln. Das bedeutet nichts weniger als eine fortwährende Übung in den vier Bereichen Körper, Geist, Schatten und Spiritualität (das Prinzip der über dein Ich hinausgehenden letzten Wahrheit oder höchsten Wirklichkeit). Dein bewusster Geist entwickelt sich stetig weiter. Du kannst dabei nachhelfen und deine Entwicklung aktiv voranbringen.

Im Folgenden führe ich dich durch die mir bekannten Stufen. Mach es dir bequem und lass dich überraschen, welche verschiedenen Stufen du schon auf deinem Weg gemeistert hast.

Praktische Anwendung

Stufen des Bewusstseins/Geführte Meditation

Anleitung:

Suche dir einen ruhigen Platz und richte dich für die nächste halbe Stunde ein. Du kannst jetzt aufrecht sitzen oder entspannt liegen. Atme zwei bis drei Mal bewusst länger ein und länger aus ..., wenn du magst, schließe deine Augen ... und wandere mit deinem nächsten Atemzug nach innen in Richtung Bauch ... und tiefer...

Das nächste Geräusch, das du wahrnimmst, wird dich tiefer in deine innere Welt führen ... Wenn du zurück auf dein Leben schaust, bis zu deiner Geburt, dann kannst du verschiedene Phasen deines Bewusstseins unterscheiden:
Dein (Vor-)Bewusstsein als Baby, dem es wichtig war, genährt, warm und sauber gehalten zu werden, um trotz aller Gefahren zu überleben. – Dein Interesse als Kleinkind für die Zugehörigkeit zu deiner Familie oder deinem Stamm und für alles, was du in deiner nächsten Umgebung vorgefunden hast. Es bildeten sich gemeinsame Gewohnheiten, die dir das Gefühl gaben, in deiner Familie sicher zu sein. – Dann wuchst du heran und begannst das Wort »Ich« immer öfter und immer heftiger auszusprechen. Auch das Wort »Nein« und die Äußerung »Ich will es anders als du, Mama, Papa«. Du wolltest alles, kostete es, was es wollte. Ganz nach dem Motto: »Ich will alles, und zwar jetzt!« – Du wurdest erzogen und musstest viele Regeln in der Familie lernen und einhalten. Alle gewannen durch festgelegte Rollen und Pflichten und durch Treue und Tüchtigkeit. Es gab Ermahnungen und vielleicht sogar Strafen, wenn du die Gebote missachtetest. Aber du fühltest dich sicher und geschützt. – In der Pubertät entdecktest du deinen Körper und deine Sexualität. Du fühltest dich plötzlich zu anderen Menschen hingezogen und experimentiertest mit ihnen. Du besuchtest Schulen, und allmählich wurde es dir zu Hause zu eng und zu eintönig. Du fingst an, Ziele zu entwickeln. Selbstverwirklichung und Freiheit wurden zunehmend wichtiger. Du wolltest immer mehr kennenlernen und ausprobieren. Du führtest Freundschaften und Beziehungen und machtest deinen Schulab-

schluss. Nun kam die Zeit, dein Elternhaus zu verlassen und auf deinen eigenen Beinen zu stehen. Du begannst eine Ausbildung oder wähltest ein Studium, die oder das dich später einmal ernähren sollte. Jetzt musstest du dich selbst versorgen, und das Thema »Geld verdienen und Geld ausgeben« nahm mehr und mehr Raum in deinem Leben ein. Getreu dem Grundsatz: »Mehr ist besser, und ich mache es am besten« sorgtest du für mehr Wissen, Ansehen und Wohlstand. Schuld und Schamgefühle hielten sich in Grenzen. – Du organisiertest dich mit deinen Freunden und Gleichgesinnten. Lange Gespräche über das Ich und das Du und das Leben im Besonderen und Allgemeinen machten dir Freude und weckten deine Neugierde, über deinen eigenen Tellerrand hinauszuschauen. Gefühle und Gedanken zu zeigen und zu teilen, führten dazu, dass du dich mehr für die Gesellschaft und soziale Themen zu interessieren begannst. Es bildeten sich bei dir eine bestimmte soziale und umweltfreundliche Weltanschauung sowie spezielle Werte, die dir zunehmend wichtig wurden. – Eventuell bist du schon viel gereist und hast im Ausland gelebt und andere Kulturen und Lebensweisen kennengelernt. Vielleicht bist du gut vernetzt und hältst Freundschaften mit Menschen in aller Welt. Du denkst zunehmend globaler und interessierst dich für die Probleme und Themen in größerem Zusammenhang. Dir macht es Freude, verschiedene Perspektiven im Lebensnetz einzunehmen und dein Wissen und Handeln eigenverantwortlich mit anderen zu vernetzen, ganz nach dem Grundsatz »Ich lerne von allen und vernetze alle mit allen«. Oder du bist gerade

dabei, eine eigene Familie zu gründen, und gibst dein Wissen bereits wieder an die nächste Generation weiter. – Wenn du dich weiterentwickelst, wirst du deine Sinnorientierung über hohe ethische Werte und ein ganzheitliches Wissen aus Vernunft und Intuition zum Wohle der ganzen Menschheit gewinnen. Du wirst ein holistisches Bewusstsein teilen und gemeinsam mit allen dem Sein selbst und dem Überleben der ganzen Menschheit dienen, auch wenn es dein eigenes Leben kosten sollte …
Jetzt atme bewusst tiefer ein und aus … und spüre noch einmal deinen Atem … Und mit deinem nächsten Ausatmen wandere langsam in Richtung Gegenwart …, komme zurück in deinen Körper und zurück an deinen Platz … Wenn es gut für dich ist, öffne deine Augen und bleibe eine Weile sanft und verbunden mit dir.

Wo stehst du auf dieser Stufenleiter des Bewusstseins? Mit welchen Gedanken kannst du heute etwas anfangen und mit welchen noch nichts?

▼

Allein über diese Fragen und Themen nachzudenken und ihnen nachzuspüren, bringt nützlichen Schwung in dein Denken. Es wird Zeit, Fenster und Türen aufzumachen und Licht ins Dunkle zu bringen. Wenn es für dich hilfreich ist, schreibe deine Erkenntnisse in dein Heft. Wage zu denken und gehe mutig neue Wege.

Werte als Handlauf der Bewusstseinstreppe

Werte sind übergeordnete Qualitäten im Leben, nach denen du bewusst oder unbewusst dein Verhalten ausrichtest.
Manche Menschen leben ein Leben, das sehr auf »Sicherheit« ausgerichtet ist: viele Versicherungen, Haus mit Gartenzaun, immer Urlaub am selben Ort, wenig Abwechslung beim Essen, im Freundes- und Bekanntenkreis etc.
Wenn du aber etwas anderes im Leben möchtest – vielleicht Abenteuer, Entwicklung, Lernen, Kreativität, Erwachen, Frieden –, wird diese Werteübung unter Umständen für dich sehr hilfreich sein. Eine neue Werteausrichtung kann den Grundstein zur Veränderung deines Lebens legen, da sie es dir ermöglicht, neuen Impulsen nachzugehen und alte Verhaltensmuster, durch die du dich schon lange behindert hast, endlich loszulassen. Du kannst dich von höheren Werten bequem wie mit einem Treppenhandlauf nach oben führen lassen. Sie geben dir eine Orientierung – und spirituellen Halt.

Anleitung:

Nimm dir genügend Zeit und schreibe deine bisher wichtigsten Werte auf. Zur Orientierung habe ich eine Liste für dich vorbereitet. Lies jedes Wort achtsam durch und beobachte, ob du dich bei bestimmten Worten angesprochen bzw. eine Resonanz fühlst. Die Auswahl ist nur als Anregung gedacht. Du kannst gerne weitere Werte dazuschreiben.

Abenteuer Frieden Beziehung Mut Aktivität Gemeinschaft Ansehen Gerechtigkeit Erfolg Erkenntnis Altruismus Schönheit Bewegung Harmonie Selbstständigkeit Dienen Herausforderung Sicherheit Macht Ehrlichkeit Humor Großzügigkeit Einfachheit Individualität Würde Spiritualität Gleichmut Kreativität Toleranz Demut Lehren Lernen Leistung Verantwortung Mitgefühl Wahrheit Freiheit Liebe Weisheit Freude Weltverbesserung Ordnung Freundschaft Vertrauen Gesundheit Beständigkeit Entwicklung Genuss Klarheit Wissen Wertschätzung Reichtum Solidarität Sportlichkeit Kommunikation

....

....

....

Sobald du deine Werte gefunden und aufgeschrieben hast, denke darüber nach, wie dein Leben bisher aussieht. Wenn du damit zufrieden bist, freue dich darüber. Falls nicht – und du Lust auf Veränderung hast –, schaue noch einmal die Wertetabelle an und spüre nach, welche neuen Werte dich interessieren. Schreibe deine neuen Werte auf und bringe sie in eine Reihenfolge, zum Beispiel: 1. Entwicklung – 2. Gesundheit – 3. Frieden – 4. Weisheit – 5. Beziehung – ...

Meine neuen Werte sind:

1. ....
2. ....
3. ....
4. ....
5. ....

Sprich jetzt deine neuen Werte deutlich aus: ....

Als Nächstes suche dir aus der Tabelle die Werte, die du als transpersonal – das heißt über dein persönliches Ich hinausgehend – bezeichnen würdest. Diese Werte schreibe ebenfalls auf und fühl-denke über diese Begriffe einige Zeit nach. Wie würde dein Leben mit ihnen aussehen?

....
....
....

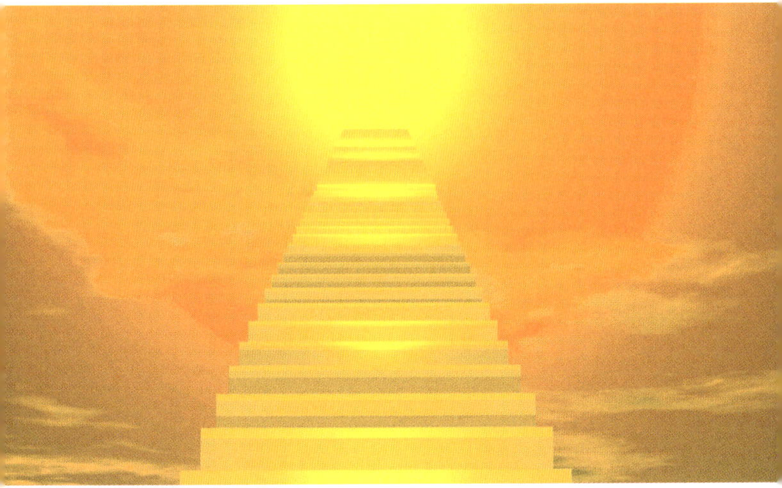

Im Laufe deines Lebens ändern sich die Notwendigkeiten und deine Bedürfnisse. Zum Beispiel, wenn du aus einem Single-Leben ins Familienglück oder aus einem aktiven Arbeitsleben in den sogenannten Ruhestand wechselst oder wenn du krank bist und gesund werden möchtest. In diesen Fällen kann es sinnvoll sein, deine Werte noch einmal zu überprüfen, um sie gegebenenfalls zu ändern, damit du für die neuen Aufgaben besser gerüstet bist.
Warte ab, was sich in nächster Zeit in deinem Leben abspielt.

Perspektivenleiter

Eine weitere Möglichkeit, eine spirituelle Erfahrung und einen Ausflug in eine höhere Stufe des Bewusstseins zu unternehmen, bietet dir die folgende Perspektivenübung. Es erfordert mindestens eine Stunde Zeit, sie mit Ruhe, konzentriert, gewissenhaft und ehrlich zu machen.

Anleitung:

- *Nimm zwölf Din-A4-Blätter und einen dicken Stift. Jetzt schreibe mitten auf das ...*

  ... Blatt Nr. 1: Ich als .... [dein Name]
  ... Blatt Nr. 2: Ich als .... [deine Nationalität, z.B. »als Deutscher/e«]
  ... Blatt Nr. 3: Ich als Europäer/in
  ... Blatt Nr. 4: Ich als Weltbürger/in
  ... Blatt Nr. 5: Ich als Kosmos
  ... Blatt Nr. 6: Ich als die große Schöpfung

- *Diese sechs Blätter legst du in einem Abstand von etwa einem Meter auf den Boden, alle in einer Richtung.*

- *Jetzt nimmst du das siebte Blatt und notierst oben:*

  Ich als .... [dein Name]

- *Nun ergänzt du folgende Überlegungen:*

Ich als .... [dein Name] möchte in meinem Leben ....(z.B. »gesund sein«, »einen Freund haben« ...).
Ich als .... [dein Name] gebe in meinem Leben .... (z.B. »meine Treue meinem Partner«, »meine Liebe meinem Kind«).
Ich als .... [dein Name] wünsche mir für die Zukunft ....(z.B. »dass meine Eltern lange leben«, »viele Enkel«, »eine sichere Altersversorgung«).

- *Als Nächstes schreibst du oben auf das achte Blatt:*

Ich als .... [deine Nationalität, z.B. »Deutsche/r«]

- *Ergänze wieder jede der drei oben genannten Vorgaben:*

Ich als .... [deine Nationalität] möchte in meinem Leben ....
Ich als .... [deine Nationalität] gebe in meinem Leben ....
Ich als .... [deine Nationalität] wünsche mir für die Zukunft ....

- *Dann schreibst du oben auf das neunte Blatt:*

Ich als Europäer/in

- *Ergänze wieder jede der drei oben genannten Vorgaben:*

Ich als Europäer/in möchte ....
Ich als Europäer/in gebe ....
Ich als Europäer/in wünsche mir für die Zukunft ....

- *Dann schreibst du auf den zehnten Zettel oben:*

Ich als Weltbürger/in

- *Ergänze wieder jede der drei oben genannten Vorgaben:*

Ich als Weltbürger/in möchte ....
Ich als Weltbürger/in gebe ....
Ich als Weltbürger/in wünsche mir für die Zukunft ....

- *Auf dem elften Zettel notierst du oben:*

Ich als Kosmos

- *Ergänze wiederum die drei Vorgaben:*

Ich als Kosmos möchte ....
Ich als Kosmos gebe ....
Ich als Kosmos wünsche mir für die Zukunft ....

- *Nun schreibst du auf den zwölften Zettel oben:*

Ich als Schöpfung

- *Ergänze die drei oben genannten Vorgaben:*

Ich als Schöpfung möchte ....
Ich als Schöpfung gebe ....
Ich als Schöpfung wünsche mir für die Zukunft ....

- *Jetzt bewege dich zu deinem ersten Zettel (»Ich als .... [dein Name]«), der auf dem Fußboden liegt, und sprich deine drei Antworten von der ersten Perspektive laut aus. Fühle dein Ich und deine persönliche Perspektive.*
- *Gehe zum zweiten Blatt und sprich deine drei Antworten dieser zweiten Perspektive als Angehörige/r einer bestimmten Nationalität laut aus. Wieder fühle deine Antworten und empfinde, wie es dir in dieser Position geht.*
- *Gehe zu Papier Nr. 3 und sprich deine Antworten aus Sicht des Europäers in dir. Spüre dem Unterschied zu den vorangegangenen Standpunkten nach.*
- *Als Nächstes gehe zum Blatt des Weltbürgers, sage deine drei Antworten und fühle, was hier anders ist als bei den vorherigen Perspektiven.*
- *Anschließend gehe zum Standpunkt des Kosmos und sage deine drei Antworten. Fühle dich in diese Qualität hinein und erfahre das Besondere in dieser Position.*
- *Zuletzt nimm den Platz als Schöpfung ein und staune, was dir dort wichtig ist ...*

Raum für Notizen

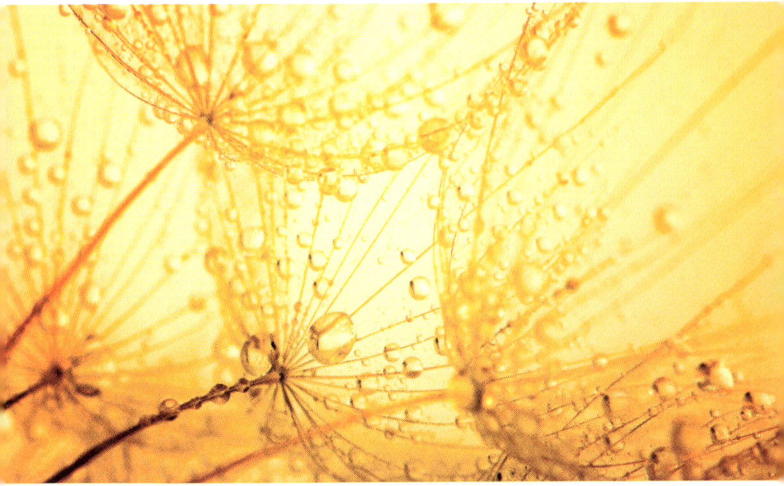

Dein wahres Selbst

Wissensbaustein Elf

Theorie

Wer bist du wirklich?

Ich habe dir diese Frage öfter in diesem Buch gestellt, um dich darauf vorzubereiten, jetzt dein gewöhnliches Alltagsdenken zu verlassen. Dazu möchte ich dir von einem alten indischen Gleichnis erzählen:

Ein Frosch lebte seit langer Zeit in einem alten Brunnen, der sich am Rande des Meeres befand. Er wurde in ihm geboren und wuchs darin auf.
Eines Tages fiel ein Fisch, der aus dem Meer gesprungen war, in den Brunnen. Platsch! Als der Frosch sich von seinem ersten Schreck erholt hatte, fragte er argwöhnisch den Neuankömmling: »Was bist denn du für ein sonderbares Geschöpf? Und wo kommst du überhaupt her?«
Der Fisch antwortete: »Ich bin ein Fisch und komme aus dem Meer.«
»Vom Meer?«, fragte der Brunnenfrosch erstaunt. »Wie groß ist denn das Meer?«
»Sehr groß«, gab der Fisch selbstsicher zur Antwort.
Jetzt streckte der Frosch seine langen Beine aus und fragte: »Ist das Meer so groß?«
»Es ist viel größer!«, sagte der Fisch.
Da hüpfte der Frosch mit einem gewaltigen Sprung von der einen Seite des Brunnens zur anderen. »Ist es etwa so groß?«

»Mein Freund«, sprach da der Fisch. »Das Meer ist so groß, dass du es nicht mit deinem Brunnen vergleichen kannst!«
»Hah!«, rief da der Frosch. »Jetzt hast du dich verraten, du Lügner. Denn etwas größeres als meinen Brunnen kann es gar nicht geben!«

Du warst immer der Überzeugung, dass alles, was du innerhalb deines Brunnens als wirklich erlebt hast, auch der ganzen Wahrheit entspricht. Du hältst die äußere Welt, die du als von dir getrennt wahrnimmst, für die wahre Wirklichkeit: deinen Körper, deine Gedanken, deine Gefühle, andere Menschen, Tiere, Pflanzen und Steine – und besonders die Milchstraße und ferne Galaxien. Du denkst, dass das alles getrennt von dir existiert. Du glaubst, dass alles, was du bist, geboren wurde und dass alles, was du bist, sterben wird. Und vielleicht glaubst du an einen Gott, der alles einmal erschaffen hat und dich jetzt ganz schön im Stich lässt. Dein Glaube kann viele Bücher füllen. Und dennoch – es geht dir einigermaßen gut mit deinen Überzeugungen, nicht wahr?

Jetzt stelle dir vor, du tauchst immer tiefer im Boden deines Brunnens und entdeckst auf dem Grund eine große Tür. Auf dem Türschild steht: »Mein wahres Selbst.«
Dein wahres Selbst, deine Seele, ist der Teil, der weiß, woher er stammt und zu wem er auf Ewigkeit gehört. Dein wahres Selbst weiß, dass es Gott und Mensch zugleich ist. Es weiß, dass die göttliche Qualität deines Geistes die Quelle aller Materie und Form ist. Verdichteter Geist wird zur Form. Nicht umgekehrt. Früher dachten wir Menschen, das Gehirn

habe unseren Geist erschaffen. Das hat sich als falsch herausgestellt. Die Pioniere der Forschungsabteilung unseres Geistes, die Quantenphysiker, haben es mit großem Staunen entdeckt. Einer von ihnen, Werner Heisenberg, sagte:
»Der erste Trunk aus dem Becher der Naturwissenschaft macht Gott leugnend, aber auf dem Grund des Bechers wartet Gott.«
Wir wissen heute, dass die Wirklichkeit, mit der wir täglich so selbstverständlich umgehen, das Produkt unseres eigenen Verstandes ist. Auf diese Weise hat unser Geist auch unsere Menschenform erschaffen. Unsere göttlich-menschlichen Produktionsanlagen kreieren unermüdlich neue Gedanken, Gefühle, Gewohnheiten, Bilder, Konzepte, Pläne etc. Aus alledem bauen wir die materiellen Formen. Wir sind entsprechend unserer Bewusstseinsstufe daran gewöhnt, mit den Erscheinungen und Formen unserer erzeugten Wirklichkeit umzugehen. Wir verherrlichen alles Materielle. Wir haben uns über die Dinge konditioniert, auf sie zu reagieren und uns zu fühlen. Und unsere Gefühle sind der Treibstoff, uns bei Laune zu halten. Uns zu manipulieren ist sehr einfach.
Auf diesem täglichen, meist anstrengenden Parcours vergaßen wir unsere wahre göttliche Natur. Und wir vergaßen, dass alles, was ist, bloß in unserem Geist existiert. Gott ereignet sich im Hier und Jetzt. Er ist Tanz und Tänzer zugleich. Komponist, Musik, Musiker und Zuhörer. Alles gleichzeitig. Und unser wahres Selbst ist genauso Gott, wie die Welle das Meer ist. Es ist *eins* mit allem. Und trotz so einer komplizierten Wahrheit leben wir doch recht angenehm.

Warum erzähle ich dir davon? Erinnere dich: Ich habe dir versprochen, dass ich dir eine Anleitung gebe, wie du deine Psyche gesund machen kannst. Ich habe dich mit deinem Gestrüpp bekannt gemacht und dir Methoden gezeigt, es zu erkennen und konstruktiv damit umzugehen. Du wirst deine Schöpfungen nicht so einfach los. Manche Gewohnheiten (zum Beispiel das Daumenlutschen) verschwinden durch zunehmende Reife. Andere (zum Beispiel das Rauchen von Zigaretten) brauchen deine klare Entscheidung (im Beispiel: die Entscheidung zum Nichtrauchen). Und wieder andere, wie das Panischwerden (zum Beispiel falls dein Liebesobjekt sich nicht bei dir meldet, wenn du dich gerade bedürftig fühlst), benötigen eine tiefere Heilungsarbeit und eine höhere Bewusstseinsstufe.

Deine alten Herzensbrüche kannst du mit den oben beschriebenen Techniken klären, in die Vergebung bringen und ihre spirituelle Bedeutung für deine Entwicklung nutzen.
Was deine Gedanken betrifft, die sich bei dir automatisch einschleichen, verhält es sich komplizierter. Du hast immerhin fast 50.000 Gedanken am Tag. Vergleichbar mit einem Sack voller Mücken. Keine leichte Aufgabe, nicht gestochen zu werden. Du kannst aber lernen, deine Gedanken zu erfassen, sie im Moment zu stoppen, vernünftiger zu denken und bei ihrem Auftauchen achtsam und bewusst zu bleiben. Das Innehalten ist eine der wichtigsten Methoden, um dich von deinen Gedanken und Gefühlen unterscheiden zu lernen.
Durch deine persönliche Gartenarbeit am Gestrüpp kommst

du in den Genuss eines Aufzugs, der dich etwas schneller in eine höhere Perspektive hebt. In einer höheren Etage wirst du klar sehen, dass es keine Feinde und keine Trennung gibt. Dass alles, was ist, Ausdruck deines göttlichen Geistes ist. Dein Gefühl von Mangel wird sich in Luft auflösen, und du wirst deine grenzenlose Fülle erleben und ... staunen.

Solange du dein wahres Wesen des unbegrenzten, ewigen Geistes mit allen Arten von Begriffen und Vorstellungen überdeckst, befindest du dich in einem tragischen Zustand von Bewusstseinsverengung. In dieser Lage verwechselst du dein Gestrüpp mit der wahren Wirklichkeit. Vielleicht verstehst du jetzt die Notwendigkeit, deinen Brunnen zu verlassen, um über das Erfahren der wahren Wirklichkeit in den Raum der unbegrenzten Möglichkeiten zu gelangen. Eine gesunde Welt wartet darauf, dass du sie erschaffst.

Ebenfalls habe ich dich zu einer neuen Perspektive eingeladen, auf deine bisherige Entwicklung zu schauen. Dein Weg ging bislang über verschiedene Stufen des Bewusstseins und wird weiter in Richtung Erwachen gehen. Das heißt, du wirst dich als eigenverantwortliches Selbst einer großartigen Schöpfungssymphonie erfahren. Wie sich das auf dein Leben konkret auswirken wird, kann ich dir nicht sagen. Ich möchte dich hiermit einladen, neugierig deine eigene Heilung, deine Ganzwerdung und Evolution zu unterstützen, dein Herz für die Liebe zu allem zu öffnen und deinen Teil der Verantwortung zu übernehmen, für den du hier auf die Welt gekommen bist.

Ausblick

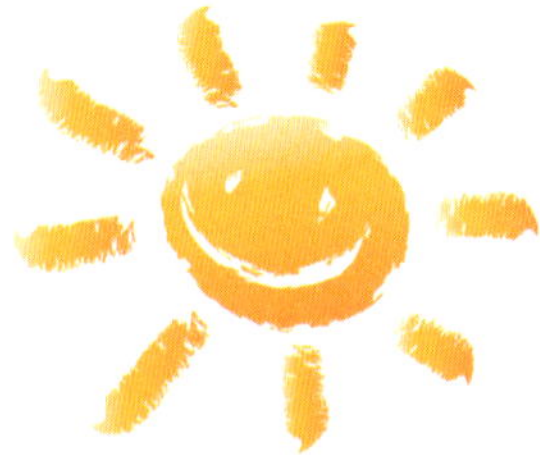

Wir gehören zu den ersten Generationen, die selbstständig und aktiv ihre Verletzungsmuster auflösen können. Ohne »brutales« Eingreifen vom Schicksal, etwa über Krankheit, Unfall, Verluste etc. Die Entwicklung unseres Bewusstseins führt unweigerlich zu einer umfassenden Perspektive im Leben und damit zu einer Verantwortung gegenüber uns selbst und der ganzen Schöpfung. Wir müssen unseren Strohhalm, durch den wir unsere Welt betrachten, eintauschen gegen die Wahrheit, dass wir selbst die Verursacher aller Übel sind. Wir sind der Täter, und wir sind das Opfer. Beides zugleich. Es gibt keinen anderen außer uns – so schräg diese Wahrheit auch in deinen Ohren klingen mag. Ich wiederhole: Es gibt keinen anderen außer dich. In Wahrheit schreibst du diese Gedanken … Und wir müssen uns neu entscheiden, was wir wirklich wollen, und dazu tatkräftig und tagtäglich beitragen. Das Wissen und das Wollen aber reichen alleine nicht. Erst, wenn du dich jetzt auch gesund und liebevoll verhältst, wirst du neue und bessere Ergebnisse erzielen. Im Kleinen wie im Großen.

Ich wünsche dir den Mut, der wahren Wirklichkeit ins Auge zu blicken. Und ich wünsche dir, dabei die Erfahrung zu machen, dass sich deine Ängste in Liebe und Freude für ein großartiges, pulsierendes Wir auflösen.

Die Diplompsychologin **Susanne Bäumer** arbeitet seit dreißig Jahren in eigener Praxis in Berlin. In ihrem Buch »Abgeschminkt – Eine Psychologin lässt ihre Maske fallen« erzählt sie schonungslos ihre eigene Geschichte als Mensch mit vielen Störungen; dabei führt sie den Leser durch den Albtraum eines von Neurosen belasteten Lebens in die Welt ihrer Heilungswege. Ihr Buch macht Mut, sich seinen eigenen Masken zu stellen, sie abzulegen und sich auf den Weg zu einem erwachten Leben zu begeben.

Wichtiger Hinweis

Die im Buch veröffentlichten Empfehlungen wurden von Verfasserin und Verlag sorgfältig erarbeitet und geprüft. Eine Garantie kann dennoch nicht übernommen werden. Ebenso ist die Haftung der Verfasserin bzw. des Verlages und seiner Beauftragten für Personen-, Sach- und Vermögensschäden ausgeschlossen.

1. Auflage 2015

Alle Fotos und Grafiken: Fotolia
Cover: Sabine Dunst/Guter Punkt, München
unter Verwendung eines Motivs von xefstock/iStock
Layout: Birgit-Inga Weber
Gesamtherstellung: Karin Schnellbach
Druck: Finidr, Tschechien
ISBN 978-3-86728-276-5